Bernardo Jorge Carrillo
Francisco Javier Blanco Viera

Manual de Neuropatología Animal

Bernardo Jorge Carrillo
Francisco Javier Blanco Viera

Manual de Neuropatología Animal

Para el profesional de la práctica rural o de la clínica veterinaria y los estudiantes avanzados

Editorial Académica Española

Cover image: www.ingimage.com

Publisher:
Editorial Académica Española
is a trademark of
Dodo Books Indian Ocean Ltd., member of the OmniScriptum S.R.L Publishing group
str. A.Russo 15, of. 61, Chisinau-2068, Republic of Moldova Europe
Printed at: see last page
ISBN: 978-620-3-03830-9

Contenidos

Prefacio

El manual tiene un enfoque práctico de las enfermedades que afectan el Sistema Nervioso de los animales domésticos, pensando en el profesional de la práctica rural o de la clínica veterinaria y de los estudiantes avanzados, con un mayor énfasis en las enfermedades de bovinos, ovinos, cerdos y equinos.

Se resalta la necesidad y la importancia de extraer el cerebro y porciones de médula espinal cada vez que se realiza una necrópsia, ya que el Sistema Nervioso Central (SNC) puede contribuir en gran medida a obtener un diagnóstico, especialmente en aquellos casos en los cuales se ha observado sintomatología nerviosa.

Asimismo el manual pretende ser orientativo para extraer correctamente las muestras necesarias para su estudio histopatológico y/o microbiológico, permitiéndole al profesional poder interpretar con idoneidad los cambios patológicos ocurridos y poder llegar así a obtener un diagnóstico correcto que permita luego recomendar sus correspondientes medidas de control.

El manual también enfatiza la necesidad de tener un buen conocimiento de las estructuras normales que constituyen el SNC, a fin de poder interpretar correctamente los cambios que se producen en ellas cuando están afectadas por una noxa. Es por ello que se dedica la primera parte a informar en líneas generales sobre la neuroanatomía, citología e histología normal del SNC. Seguidamente se hace un relato de la citopatología e histopatología del SNC ya que el mismo tiene una forma exclusiva y particular de reaccionar ante diversos agentes.

Posteriormente se presenta un bosquejo actualizado de las enfermedades que afectan el SNC, ordenadas en siete grupos, a saber:

I. Enfermedades de origen inflamatorio.
II. Malacias.
III. Enfermedades degenerativas.
IV. Enfermedades nutricionales y tóxicas.
V. Anomalías congénitas.
VI. Infestaciones parasitarias de SNC.
VII. Neoplasias.

Con los conocimientos sobre la citología e histología normal del SNC y los cambios patológicos que ocurren en estas estructuras, se detallan las enfermedades más significativas en cada uno de los grupos, con explicaciones cortas sobre sus características más destacadas de etiología, patogenia, clínica, patología y diagnóstico, con ilustraciones macro y microscópicas de la mayor parte de ellas, con materiales obtenidos de casos reales de diagnóstico de la práctica profesional y/o casos de investigación diagnóstica y/o experimentación. En todos los casos con sus correspondientes citas bibliográficas para indicar la fuente de la información, como así también para ampliar la misma en los casos que se estime necesario.

Cerrando el manual se expone sobre las Encefalopatías Espongiformes Transmisibles (EET), con un mayor énfasis sobre la Encefalopatía Espongiforme Bovina (EEB) complementándola con una explicación sobre el Programa de Vigilancia de las EET y lo actuado en Argentina para demostrar que el país está libre de estas enfermedades en beneficio de nuestro comercio exterior y de la Salud Pública.

Finalmente se proporciona la bibliografía seleccionada, actual y clásica con lecturas recomendadas para una mayor información. Además de las consultas que se deben hacer en revistas científicas especializadas o por internet sobre cada caso en particular.

Los autores

Introducción y muestreo

Al realizar una necropsia siempre se debe extraer el cerebro y trozos de médula espinal.

En la Fig. 1.1 se muestra la forma de extracción y las líneas de cortes en el cráneo de un bovino, para la extracción del encéfalo.[61]

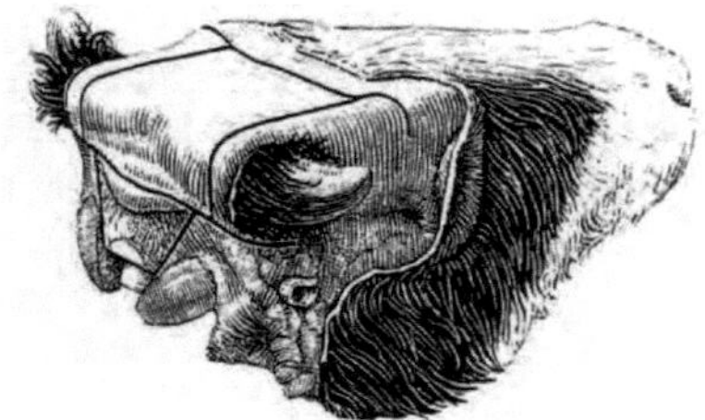

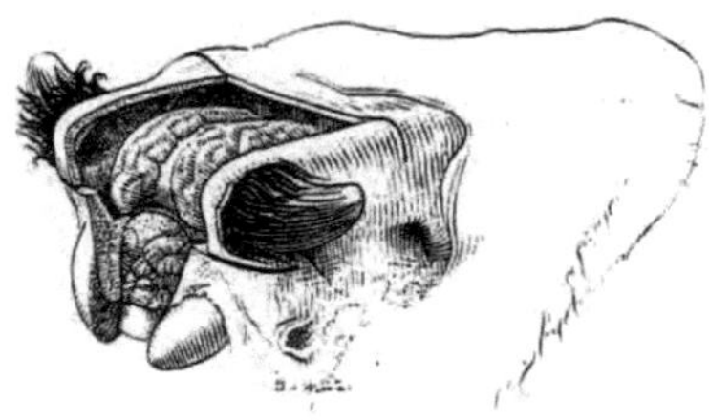

▲ **Fig. 1.1** ilustración mostrando los niveles de corte a nivel del cráneo para la apertura de la cavidad craneana.[61] (Dr. P. Olafson)

Para la conservación de las muestras para su posterior estudio histopatológico las mismas deben ser conservadas usando un fijador. El mejor para la práctica diaria es una solución de formol al 10% bufferado, en relación, sólido/volumen de líquido de 1/10. Generalmente se pueden tomar muestras del cerebro en condiciones de esterilidad que se preservan refrigeradas o congeladas para estudios microbiológicos según lo que se deba investigar y el resto se fija en formol al 10% bufferado para estudio histológico.

Una vez fijado el material por 2 semanas se realizan cortes transversales o coronales como se muestra en la Fig. 1.2 con la superficie cortical hacia abajo, observando cada sección por si hubiera señales o alteraciones macroscópicas visibles.

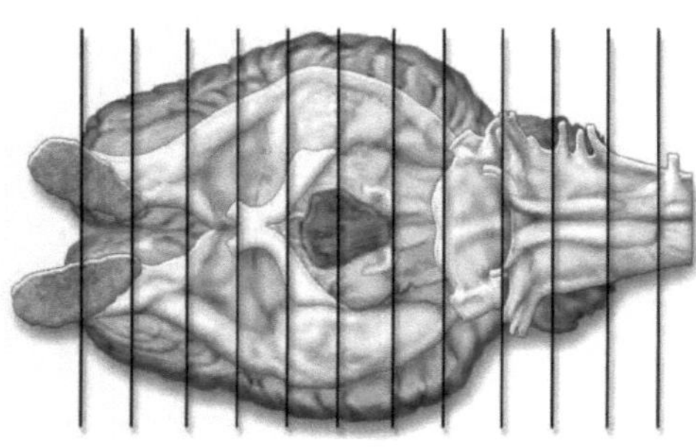

▶ **Fig. 1.2** Encéfalo visto desde ventral, señalando los diferentes niveles de cortes transversales para realizar una revisación macroscópica del mismo.

A continuación se obtienen las muestras para estudio histológico, generalmente alrededor de 9 muestras de rutina, como se observa en la Fig. 1.3. Corresponde mencionar que cuando se muestrea el cerebro, es imperativo tomar muestras de diferentes áreas del tejido nervioso porque lo que se encuentra o no se encuentra en un fragmento, puede erróneamente ser considerado como expresión del total y no es así.[62]

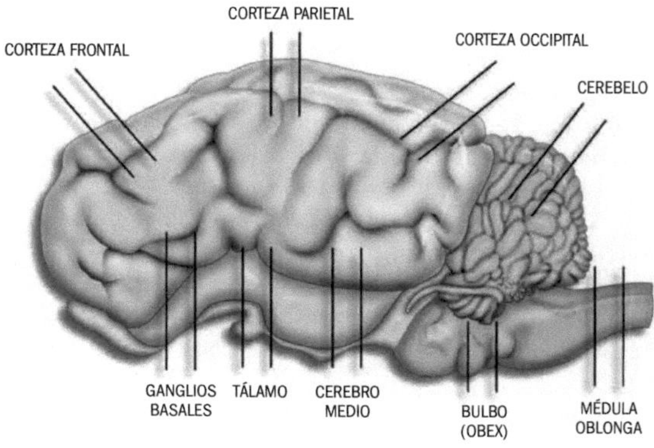

◄ **Fig. 1.3** Encéfalo, vista lateral, señalando los distintos niveles de corte seleccionados para la revisación microscópica.

Muchas partes del cerebro tienen una vulnerabilidad selectiva a un daño y por lo tanto es importante relacionar la anormalidad con el sitio neuroanatómico afectado.[62]

Cambios morfológicos significativos en el sistema nervioso de más de 24 horas de duración son invariablemente acompañados por una reacción celular y esto significa el aumento en el número de núcleos lo que es importante como factor para detectar una lesión. El colorante de Hematoxilina y Eosina (H&E) es enteramente satisfactorio como colorante de rutina para detectar no sólo neuronas degeneradas o axones y mielina en degeneración, sino también aumento y diferenciación de las células de la glía.

Coloraciones neurohistológicas para la mielina degenerada o para axones en degeneración se justifican sólo en casos especiales.[62]

Tal es el caso de usar el colorante denominado Luxol-Fast-Blue que colorea la mielina de color azul o el colorante de Marchi (Swan y Davenport) con ácido ósmico que colorea la mielina degenerada de color negro, o el colorante de Bodians con sales de Plata (Ag) que colorea el axón de color negro, etc.[55]

Reseña de la anatomía, citología e histología normal del SNC

❶ Anatomía General

Para interpretar la patología del sistema nervioso se requiere tener un conocimiento anatómico detallado de sus componentes normales. El conocimiento anatómico se adquiere con un estudio intenso y para retenerlo hace falta una práctica continua y repetitiva.[44,69,78]

- **El Sistema Nervioso Central está compuesto por:** Cerebro - Cerebelo - Tallo cerebral que involucra las formaciones conocidas con los nombres de: Puente o Protuberancia, Bulbo, Médula Oblonga, todos ellos ubicados en la cavidad craneana y la Médula Espinal en la cavidad medular.[44,69]
- **El Sistema Nervioso Periférico:** está compuesto por los nervios craneales y espinales, recubiertos por la vaina de Schwann (Neurolema), ganglios nerviosos, terminaciones nerviosas y órganos sensoriales.[44,69]

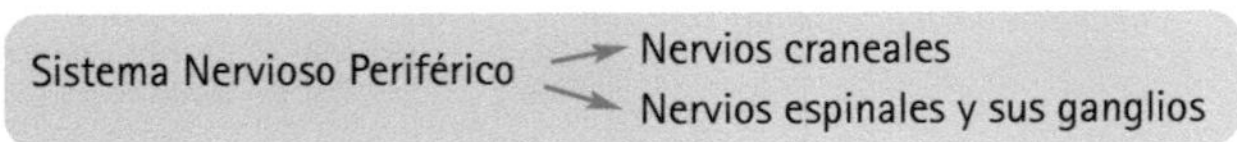

- Sistema Nervioso Autónomo – Inerva - Músculo liso, músculo cardíaco, glándulas y vísceras.[44,69]

❷ Citología

La unidad estructural y funcional del Sistema Nervioso es la neurona que consta del cuerpo celular (Perikarión) y sus prolongaciones dendritas y axón (Cilindro eje)[44] (Fig. 1.4).

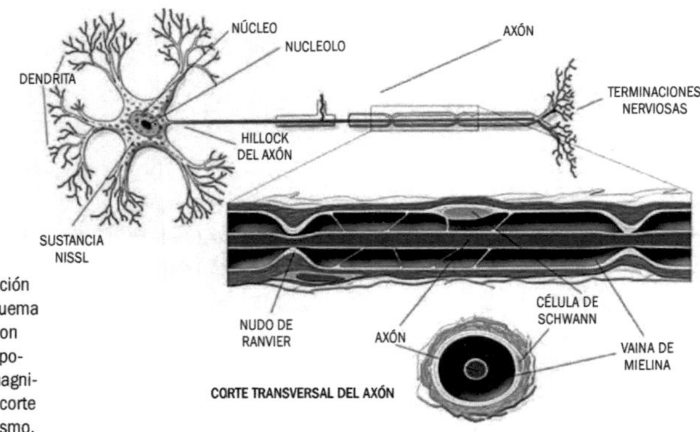

▶ **Fig. 1.4** Ilustración mostrando el esquema de una neurona con sus distintos componentes. Imagen magnificada del Axón y corte transversal del mismo.

A. Neuronas

Se encuentran distribuidas por todo el SNC presentando distintos arreglos morfológicos, así pueden presentarse en forma aislada, en grupos o colonias, configurando los núcleos grises o con arreglo laminar de la sustancia gris, tal como se observan en la corteza cerebral, formando las seis capas o láminas de la corteza. El tamaño y forma de las neuronas varían considerablemente en los diversos núcleos nerviosos y de manera más limitada con la edad y la especie animal. Podemos observar neuronas desde 5 μm hasta más de 100 μm de diámetro en el cuerno o asta ventral de la médula y células de Purkinje en el cerebelo. Las neuronas tienen muy alta actividad metabólica, utilizan el 80% de la energía requerida por el cerebro. Hay evidencia que la mayor parte de las neuronas se desarrollan en la vida fetal en demasía y que las superfluas luego se degeneran a través de la vida postnatal. **Se diferencian, no se multiplican y no se regeneran.**

Como se ha señalado, la célula nerviosa presenta diversas formas poliédricas que sumadas a la longitud de sus procesos (Dendritas y Axón) han permitido efectuar la clasificación de la célula en dos grupos.

a. Células del tipo I de Golgi, a este grupo pertenecen aquellas células que tienen dendritas y axón de gran extensión, su cuerpo se encuentra en la sustancia gris de la corteza cerebral, tal es el caso de las motoneuronas gigantes-piramidales o células de Betz de la corteza motora, las células de Purkinje situadas en la corteza cerebelosa y las motoneuronas del asta ventral de la médula espinal, cuyos axones alcanzan grandes longitudes y llevan el impulso nervioso a gran distancia.[63]

b. Células del tipo II de Golgi, a este grupo pertenecen células de axón corto y numerosas dendritas. Tienen la capacidad de interconectar las diferentes láminas corticales y las intercortezas, tal es el caso de las células horizontales de Cajal o bien unir una célula con otra, como las pequeñas células estrelladas. Ellas colectan impulsos y los distribuyen a gran número de neuronas.[63]

Los órganos centrales tienen sustancia gris y sustancia blanca (Fig. 1.5).

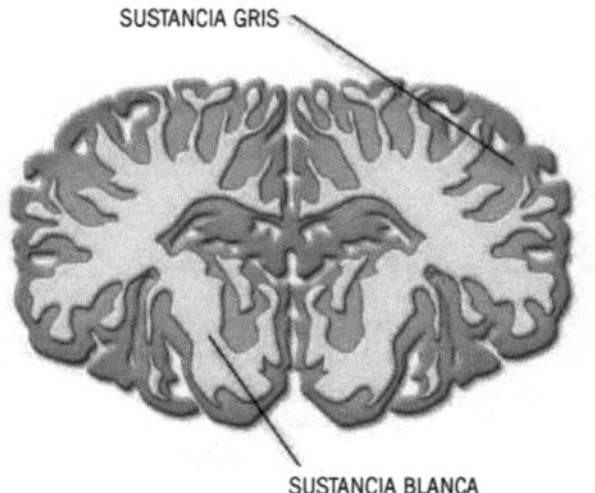

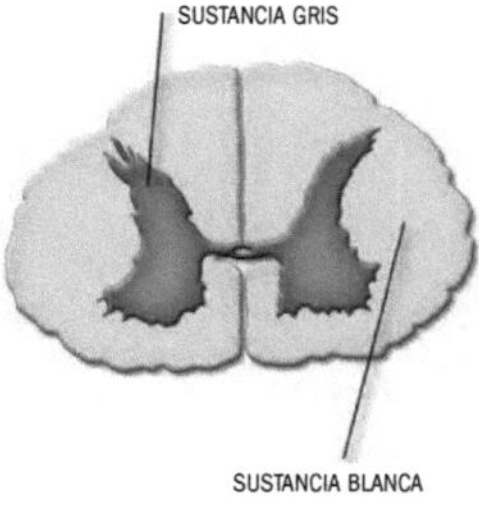

◀ **Fig. 1.5** Corte transversal del encéfalo y médula espinal mostrando la distribución anatómica de la sustancia blanca y sustancia gris.

- **La sustancia gris está compuesta por:** neuronas y células de soporte de la glía, fibras delgadas amielínicas o pobres en mielina, red densa de neuroglía (astrocitos, oligodendrocitos), microglía y capilares. La orientación espacial de los procesos dendríticos y axónicos son los que configuran la neurópila, la que con técnicas de rutina (H&E) aparecerá teñida de color rosado.[44]
- **La sustancia blanca formada por:** prolongación de axones y dendritas carece o posee escasas neuronas, haces de fibras con mielina y neuroglía, células de la glía (astrocitos oligodendrocitos y microglía).[44]

El estroma de ambas sustancias está integrado por la glía o neuroglía.[44]

B. Células de la glía

El tejido del SNC es más blando, presentando una consistencia similar a la jalea.

Glía: es el tejido de soporte, no es tejido conectivo ordinario (no tiene colágeno ni elastina). Se lo puede dividir en dos partes de acuerdo al origen embrionario y a la función que desarrolla. Así tenemos la neuroglía y la microglía.

- Neuroglía: tejido especial de origen Ectodérmico: puede dividirse en macroglía o neuroglía intersticial (según otros autores)[63] que está formado por los astrocitos y oligodendrocitos (células y sus prolongaciones) y neuroglía epitelial compuesta por las células de revestimiento de los espacios ventriculares (células ependimarias) y las células que forman los plexos coroideos.
- Microglía: Tejido de origen Mesodérmico: son parte del sistema monocítico fagocitario del organismo (SRE), siendo su principal función la fagocitosis.
  Al reaccionar producen gliosis o proliferación de la glía que puede ser focal o difusa.

Es importante destacar que en las preparaciones histológicas teñidas con H&E, en las células que conforman la neuroglía intersticial (astrocitos y oligodendrocitos) y la microglía en reposo sólo se puede observar el núcleo de dichas células.

ASTROCITO
10-15 μm

OLIGODENDROCITO
5-7 μm

MICROGLÍA
5-10 μm

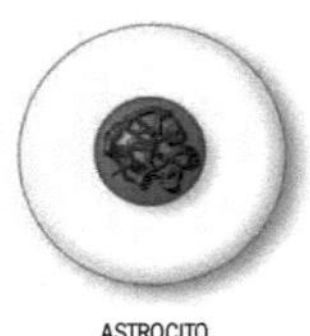

▶ **Fig. 1.6** Dibujo esquemático mostrando las células de la neuroglía y microglía. Señalando su aspecto morfológico y tamaño. Astrocito

▶▶ **Fig. 1.7** Oligodendrocito

▶▶▶ **Fig. 1.8** Microglía

El tamaño y forma del núcleo generalmente son de utilidad para diferenciar y distinguir los distintos tipos de células de la glía en las preparaciones histológicas teñidas con H&E (Fig. 1.6, 1.7, 1.8).

C. Astrocitos

Son células de origen neuroectodérmico. Se encuentran en sustancia gris y blanca. Se distinguen dos tipos (fibrosos y protoplasmáticos).

- **Fibroso:** en ambas sustancias y con una función principal de soporte y reparación (similar al fibroblasto en sus funciones).
- **Protoplasmático:** más en sustancia gris, con funciones de protección, mantenimiento y nutrición de la neurona, así como funciones metabólicas (metabolismo del glutamato y ácido gama-aminobutírico (GABA), importantes neurotransmisores, en el mantenimiento del equilibrio electrolítico y de acuerdo a nuevos conocimientos relacionados con funciones inmunológicas (como células presentadoras de antígenos).[51]

Son células de 10-15 µm de diámetro con núcleo redondo, con H&E no se observa el citoplasma, (Fig. 1.6, 1.9) del soma parten numerosas prolongaciones que sólo son visibles con técnicas de tinciones especiales, dichas prolongaciones entran en contacto con la superficie de las células nerviosas, con otros astrocitos y con los vasos sanguíneos a los que envuelven constituyendo el "pie vascular" entremezclándose con las células de la piamadre (Fig. 1.9).

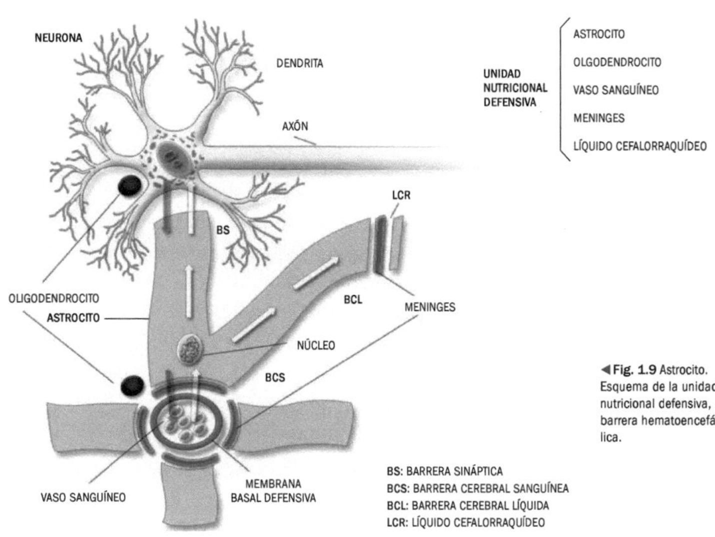

◄ **Fig. 1.9** Astrocito. Esquema de la unidad nutricional defensiva, barrera hematoencefálica.

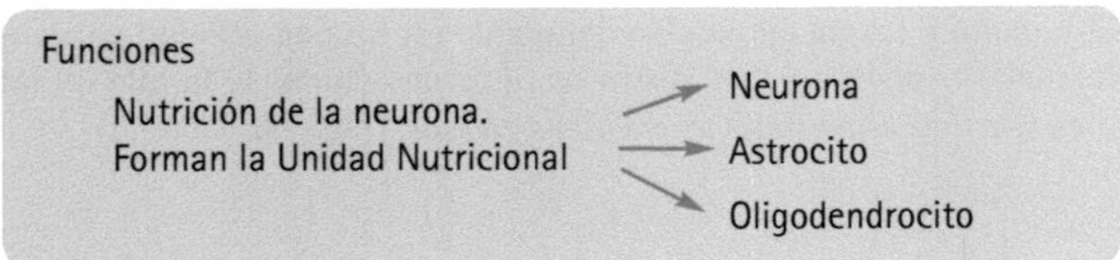

Generalmente el astrocito protoplasmático se encuentra con mayor frecuencia en la sustancia gris y los astrocitos fibrosos en ambas. Los procesos que hacen la diferencia sólo se pueden observar con técnicas de impregnación metálica (Argéntica).[55] Es de interés mencionar que el citoplasma de esta célula llena casi completamente el intersticio de la neuropila indicando que no hay sustancia de base y muy poco intersticio. Esto tiene relación con el acúmulo de fluidos ya sea edema cerebral o inflamación en el cerebro, donde el fluido se acumula en el citoplasma de la astroglía porque la inflamación afecta el pie de succión de la célula. De allí que el astrocito cumple una función importante en el transporte de fluidos y solutos entre los vasos sanguíneos y otras células nerviosas.[51,62]

Barrera Hematoencefálica: la unión anatómica del astrocito con la neurona y los vasos sanguíneos constituye "La barrera hematoencefálica", considerada así porque el astrocito se comporta como un filtro que por sus características anatómicas, sólo permite el paso de determinadas sustancias del plasma o del fluido-cerebro-espinal (FCE) hacia la neurona. Se ha observado que entre el astrocito y la neurona existe un espacio de espesor variable (32 a 200 A), en el que se encuentra una sustancia polianiónica poco densa a los electrones y que regula el pasaje de macromoléculas hacia la neurona.[63] (Fig. 1.9).

Unidad nutricional y defensiva.
Neurona - Astrocito - Oligodendrocito - Vaso Sanguíneo - Meninges - Líquido cefalorraquídeo. (Fig. 1.9).

D. Oligodendrocitos

Son células de origen neuroectodérmico. El oligodendrocito es una célula más pequeña, núcleo más pequeño, redondo, denso en cromatina, 5-7 µm de diámetro, (**parece un linfocito, en su aspecto morfológico**) (Fig. 1.7) son satélites perineuronales en la sustancia gris.

Se dividen de acuerdo a su distribución en:
1. Oligodendrocitos satélites (perineuronales).
2. Oligodendrocitos interfasciculares (periaxonales).

En la sustancia blanca presentan una distribución marginal a los axones (periaxonal o perineural), ellos siguen la trayectoria de los axones, pero cuando ha habido un daño en el axón y/o en la mielina, estos se desorganizan formando conglomerados en el sitio de lesión. También se los observa como satélites perivasculares.

Funciones: intervienen en la **nutrición** de la neurona y son **responsables** de mantener la vaina de mielina en el sistema nervioso central.[62]

E. Microglía

Son células de origen mesodérmico. Son parte del sistema monocítico-fagocitario del organismo (SRE). Se menciona que entran en el tejido nervioso junto con el sistema vascular y se ha visto que primero aparecen en áreas vecinas a la piamadre, en endotelios vasculares y en sitios paraventriculares y subependimarios; emigran posteriormente para situarse en la neurópila de la sustancia gris, en la que son abundantes, encontrándose aisladas o como satélites de los vasos sanguíneos y de las neuronas. En sustancia blanca se encuentran principalmente alrededor de los vasos sanguíneos.[44]

Son células con núcleo alargado, pequeño e hipercromático (en forma de una coma), 5 a 10 µm, distribuida tanto en la sustancia gris como blanca.[44] (Fig. 1.8).

Función: Fagocitosis

❸ Meninges

Las meninges son la cubierta del Sistema Nervioso Central, cumplen una función fundamental en la protección del SNC y están íntimamente ligadas al mismo, de esta forma muestran reacciones ante diversos estímulos.

1. Duramadre -- Paquimeninges
2. Aracnoide -- Leptomeninges
3. Piamadre -- Leptomeninges

- **La Duramadre:** es la más externa, de consistencia firme, está adherida al periostio de los huesos de la cavidad craneana, mientras que en el conducto raquídeo se encuentra separada del mismo, formando la pared externa del espacio subdural.[44]
- **La Aracnoide:** es la membrana intermedia, tiene el espacio subaracnoideo por el cual circula el líquido cefalorraquídeo (LCR).[44]
- **La Piamadre:** es la membrana que está en contacto con la superficie cerebral y la médula espinal.[44]

El componente principal de las tres meninges es tejido **conectivo** (Fibroblastos e histiocitos). Los espacios están recubiertos por células **mesoteliales.**

④ Vasos sanguíneos

A grandes rasgos el sistema vascular llega penetrando junto con una prolongación limitante de la piamadre, membrana pia-glial. Durante su trayecto, el sistema arteriolar es acompañado por ésta y por el espacio de Virchow-Robin (VR) en el cual circula fluído cerebro-espinal (FCE), a medida que las arteriolas avanzan por el tejido nervioso, se van ramificando para constituir el lecho capilar, a este nivel se pierde la proyección de la pia y el espacio de VR. Los capilares se anastomosan con el sistema venular y estas van adquiriendo diámetro, formando el sistema venoso, a este nivel vuelve a aparecer el espacio de VR, que drenará en los senos venosos.

Conviene señalar que la mayor vascularización se observa en la sustancia gris y en algunos sitios como los núcleos supraópticos y paraventriculares del hipotálamo.

Las arteriolas y las vénulas que tienen una capa más fina de tejido fibroso, aparecen más susceptibles a alteraciones hemorrágicas.

Las arterias y venas, arteriolas y vénulas tienen una capa externa y un espacio perivascular que se denomina espacio de Virchow-Robin (VR). Este espacio tiene especial significancia en los procesos inflamatorios como lo veremos más adelante. En el espacio de Virchow-Robin se acumulan células inflamatorias formando los denominados **manguitos vasculares.** Si se acumulan células inflamatorias polimorfonucleares se denominan **manguitos vasculares supurativos** (Fig. 1.10). Y si por el contrario se acumulan células inflamatorias mononucleares se denominan **manguitos vasculares no supurativos** (Fig. 1.10).

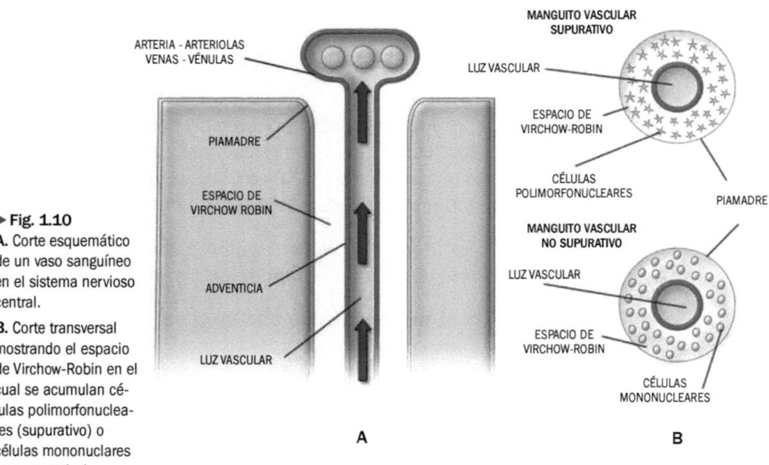

▶ **Fig. 1.10**
A. Corte esquemático de un vaso sanguíneo en el sistema nervioso central.
B. Corte transversal mostrando el espacio de Virchow-Robin en el cual se acumulan células polimorfonucleares (supurativo) o células mononuclares (no supurativo).

La neuroglía epitelial está compuesta por las células de revestimiento de los espacios ventriculares (células ependimarias) y las células que forman los plexos coroideos. (Fig. 1.11).

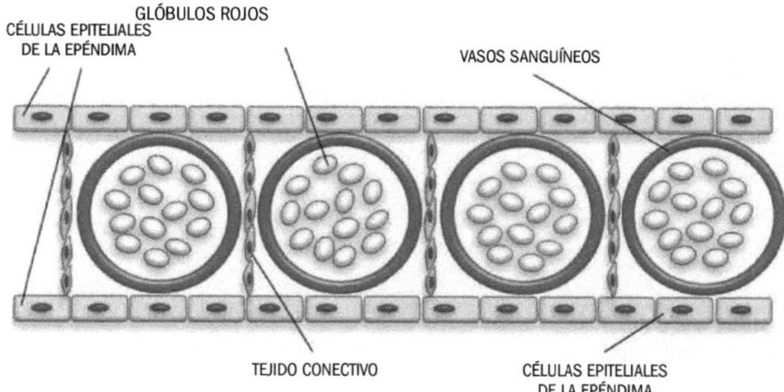

◄**Fig. 1.11** Esquema del Plexo Coroideo.

❺ Plexos coroideos

Se trata de un grupo de células ependimarias modificadas, son una invaginación de las membranas de las células de la epéndima.[44]

Son muy vascularizados y se encuentran en los ventrículos laterales, tercero y cuarto ventrículo.[44]

Son células de forma cúbica en cuyo polo apical se encuentran numerosas microvellocidades entre las que se intercalan algunos cilios. En el polo basal se encuentran numerosos pliegues que limitan una serie de compartimentos que entran en contacto con la superficie de los capilares de las vellosidades coroideas.

La función de estas células es la filtración a partir de los componentes del plasma sanguíneo, para formar el líquido cefalorraquídeo (LCR) (Fig. 1.11).

Cumplen funciones de membranas dializantes selectivas y en el mecanismo de secreción y reabsorción del líquido cefalorraquídeo (LCR) constituyendo una **efectiva barrera - hemato - ventricular.**[43,44,62]

❻ Líquido cefalorraquídeo

Se produce por filtración y secreción en los plexos coroideos, existiendo un equilibrio entre la formación y la reabsorción del mismo. Es un líquido claro, límpido que contiene sales inorgánicas, muy pocas proteínas, muy pocas células, principalmente algunos linfocitos y se encuentra en el sistema ventricular.[43,44,62]

⑦ Sistema Ventricular

Están ubicados en el encéfalo y existen dos ventrículos laterales conectados por el orificio de Monro con el tercer ventrículo, el cual está conectado por el acueducto de Silvio con el cuarto ventrículo que por el orificio de Luschka se comunica con el espacio subaracnoideo y continúa con el canal medular en la médula espinal. En su interior circula el líquido cefalorraquídeo.[44,47] (Fig. 1.12).

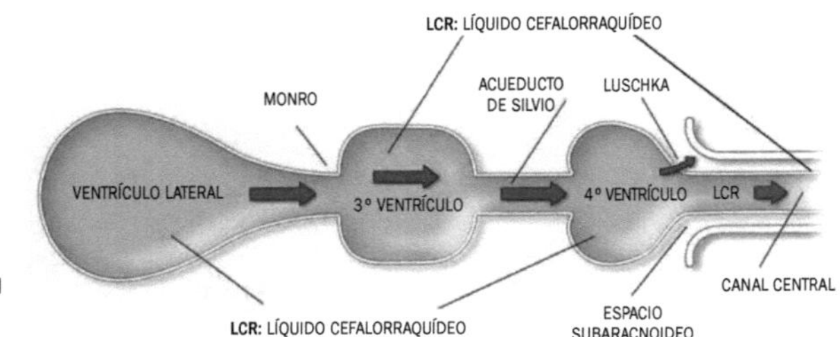

▶ **Fig. 1.12** Ilustración esquemática del sistema ventricular del Sistema Nervioso Central.

Epéndima: capa celular de origen ectodérmico que recubre los ventrículos laterales, tercero y cuarto y el espacio central de la médula espinal. Son células con evidente citoplasma bien visible con H&E de aspecto columnar (cilíndrico-cúbico), su polo apical está orientado hacia la luz del canal (medular y de ventrículos) y posee cilias y microvellosidades. Su función es controlar el paso de sustancias desde el LCR al tejido nervioso, actividad que comparte con el astrocito.[44,47]

En el SNC no existen linfáticos. Sólo hay linfáticos perineurales en el SN periférico. Se encuentran como espacios linfáticos entre las cubiertas de tejido conectivo en los nervios espinales.

El nervio periférico está formado por los axones rodeados de su vaina de mielina con la célula de Schwann. El perineuro contiene fibroblastos y conductos linfáticos que van por fuera del perineuro.[44] (Fig. 1.13).

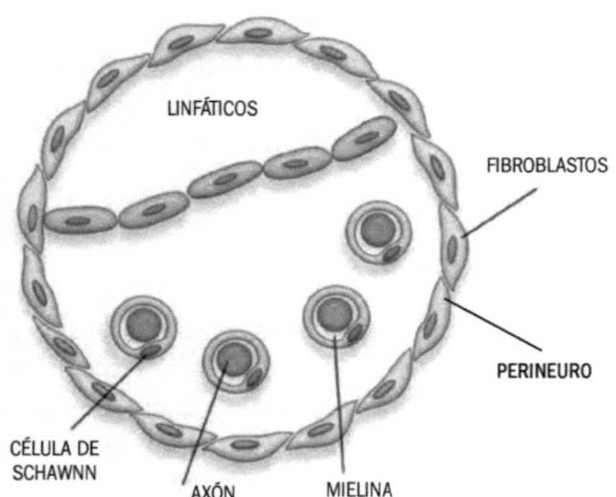

▶ **Fig. 1.13** Esquema de un corte transversal de un nervio periférico.

Citopatología e Histopatología del SNC

Neuronas, Axón y células de la glía.[32,47,49,50,62,66,74]
Cambios patológicos en meninges y vasos sanguíneos.

❶ Neuronas

Cambios degenerativos de las Neuronas

Generalmente no es fácil distinguir cambios degenerativos de cambios autolíticos. Las neuronas autolíticas generalmente se encogen dejando un espacio claro (perineuronal) alrededor, entre la célula y el parénquima que la rodea. El núcleo se encoge y se condensa, lo que se denomina picnosis posmortem y ambos, el núcleo y el citoplasma se fragmentan y desaparecen.[43,50,62]

A. Cambios por isquemia

Las neuronas se encogen, se contraen, núcleo picnótico, desaparición del nucleolo, protoplasma eosinofílico, pérdida de los gránulos de Nissl (Cromatólisis). Estos cambios son descriptos como injuria neuronal aguda (neuronas rojas).

Esto sucede en oclusiones vasculares con focos de malacia primaria o preinfartos (hipoxia/isquemia aguda), e injurias con agentes infecciosos y tóxicos. (Fig. 2.1).[43,50,62,66]

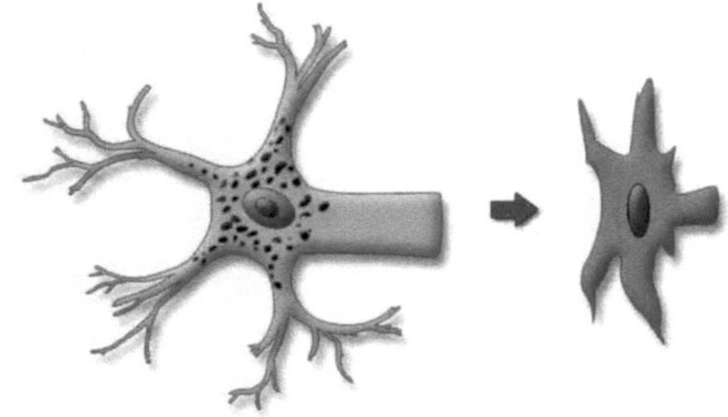

▶ **Fig. 2.1** Esquema de cambios neuronales como consecuencia de Isquemia.

La vulnerabilidad de las neuronas a la falta de oxígeno varía de acuerdo a su ubicación anatómica, así a grandes rasgos podemos considerar la siguiente escala.[53]

- Neuronas de la corteza cerebral: 5 a 6 minutos.
- Células de Purkinje: 6 a 8 minutos.

- Ganglios Basales: 10 minutos.
- Tallo cerebral y neurona motora ventral: 10 minutos.

B. Vacuolización

Vacuolas intracitoplasmáticas en el cuerpo celular y/o en las dendritas, núcleo hacia la periferia, degeneración y muerte celular se observan en Scrapie-Encefalopatía espongiforme bovina (EEB) y otras Encefalopatías espongiformes transmisibles (EET) (Fig. 2.2). (Ver sección Enfermedades Priónicas, pág. 137).

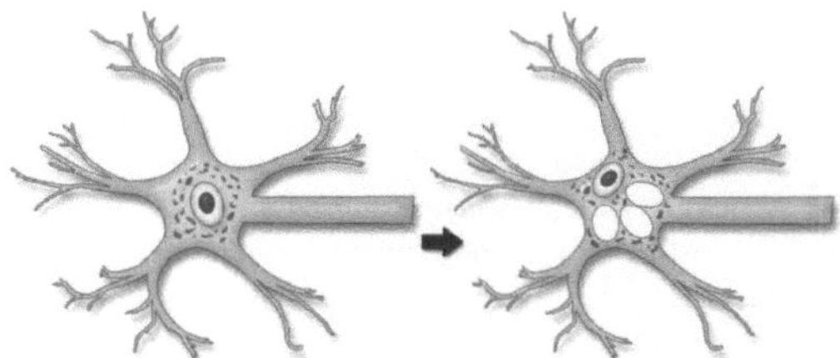

◀ **Fig. 2.2** Vacuolización en el citoplasma de la neurona.

C. Cromatólisis

Dispersión de gránulos de Nissl (RNA).

Esta alteración se presenta cuando hay una agresión contra el cuerpo celular o sus procesos y se caracteriza por cambios en la distribución de la sustancia de Nissl dentro del perikarión.

La sustancia de Nissl es proteína ribonucleica, por lo tanto está ligada íntimamente a la síntesis de proteína en la célula.

La dispersión puede ser central o periférica. Debe ser juzgada de acuerdo con la ubicación ya que la distribución de los gránulos de Nissl está sujeta a ciertas variaciones locales.

- **Cromatólisis central:** es un cambio potencialmente reversible, se la conoce como la reacción axonal porque ocurre típicamente en las neuronas motoras de gran tamaño cuando su axón ha sido dañado. En este caso puede significar la reacción celular regenerativa del axoplasma de una célula madura. Cambios comparables pueden verse cuando se producen prolongadas excitaciones eléctricas o como en el caso del tétano[49,62] (Fig. 2.3) y también se la describe asociada a la deficiencia de cobre, en la cual la cromatólisis se va a identificar en las neuronas del núcleo rojo y en las células del asta motora en médula espinal.[50]

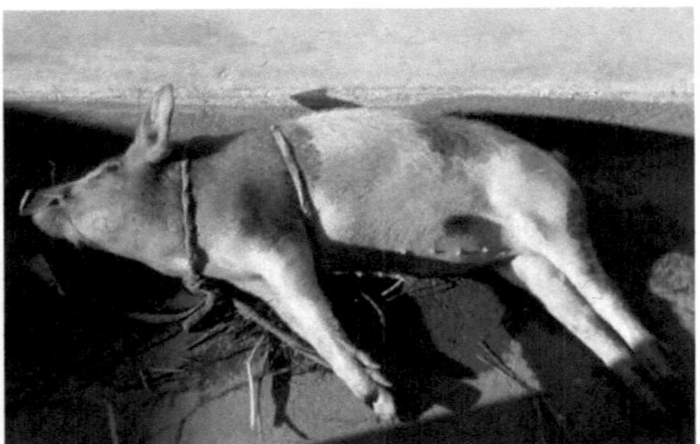

▶ **Fig. 2.3** Cerdo afectado de Tétano. Nótese la extrema rigidez de los miembros y opistotonia.[50]

Cromatólisis central también se puede observar en intoxicaciones por talium y en algunas infecciones virales. Se observa que la sustancia de Nissl en la zona perinuclear se dispersa y desaparece, el núcleo se agranda y se mueve al centro de la célula.[49,50] (Fig. 2.5).

- **Cromatólisis periférica:** es un cambio no específico. Los gránulos de Nissl que persisten están en la zona central, vecinas al núcleo. La cromatólisis periférica puede ser un estado degenerativo previo que indica la muerte celular. Es un cambio irreversible.[50] (Fig. 2.4).

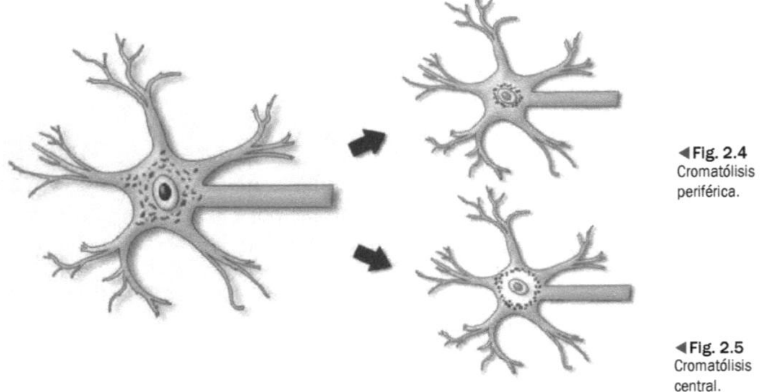

◀ **Fig. 2.4** Cromatólisis periférica.

◀ **Fig. 2.5** Cromatólisis central.

Ambas formas de cromatólisis se acompañan con reacción inflamatoria en la neurópila, proliferación de astrocitos y microglía, cambios estos que se deben considerar a la hora de efectuar el diagnóstico morfológico. Este punto es importante porque la cromatólisis puede presentarse también como un cambio postmortem o en fase agónica del animal.[50]

D. Satelitosis

Presencia de gran número de oligodendrocitos y/o microglía alrededor de la neurona. Satelitosis necesariamente involucra una reacción perineuronal de microglía, lo cual está asociado con degeneración aguda de la neurona, fagocitosis de la misma y neuronofagia.[49] (Fig 2.6, 2.7).

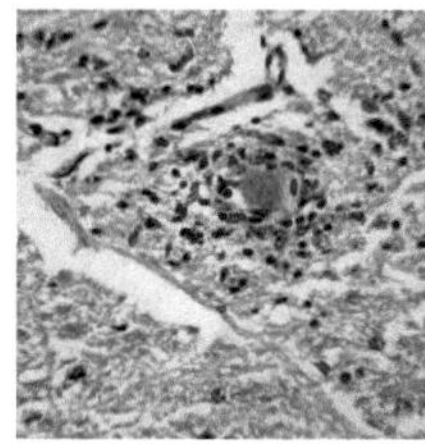

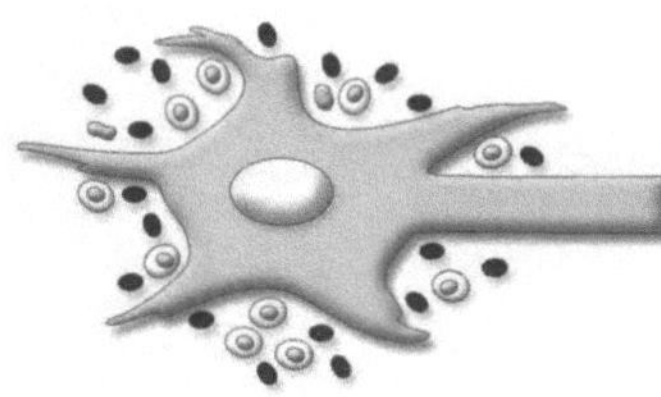

◄◄ **Fig. 2.6** Satelitosis neurona rodeada por oligodendrocitos y microglía. H&E 250 X.

◄ **Fig. 2.7** Satelitosis esquemática, oligodendrocitos y microglía alrededor de la neurona.

E. Atrofia neuronal simple

Se refiere a la muerte neuronal que ocurre como consecuencia de enfermedades progresivas, de larga duración. La característica histopatológica es la pérdida selectiva de neuronas con determinada funcionalidad. Las neuronas se contraen y mueren, acompañadas de gliosis reactiva. Se puede observar en disturbios metabólicos.

F. Cuerpos de Inclusión

En enfermedades virales tales como el herpes virus, se observan cuerpos de inclusión intranucleares (Fig. 2.8), y en cambio la Rabia produce cuerpos de inclusión intracitoplasmáticos. (Fig. 2.9). También puede ocurrir como cambios asociados a la vejez, acumulaciones intracitoplasmáticas de complejos de lípidos, proteínas, carbohidratos (lipofuscina). Depósitos anormales intracitoplasmáticos de lípidos u otras sustancias asociados a alteraciones genéticas y/o adquiridas que provocan desórdenes metabólicos (enfermedades de acumulación lisosomal). Partículas de plomo en los casos de intoxicación, etc.[33,43,50]

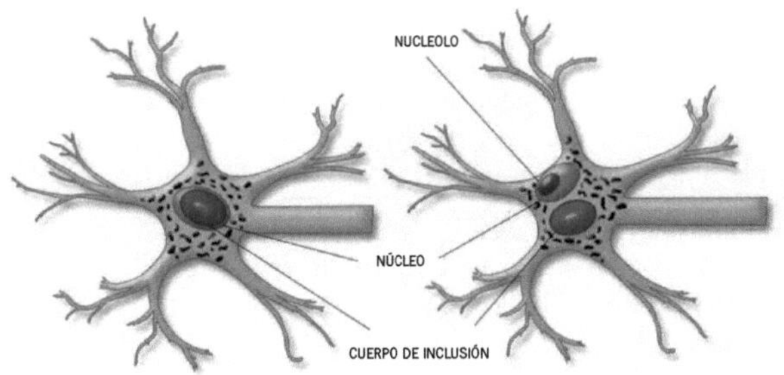

◄◄ **Fig. 2.8** Neurona con cuerpo de inclusión intranuclear.

◄ **Fig. 2.9** Neurona con cuerpo de inclusión intracitoplasmático.

❷ Axón

El axón es parte de la neurona y reacciona simultáneamente con la vaina de mielina.

Ante cualquier noxa el axón reacciona hinchándose y fragmentándose. (Fig. 2.10).

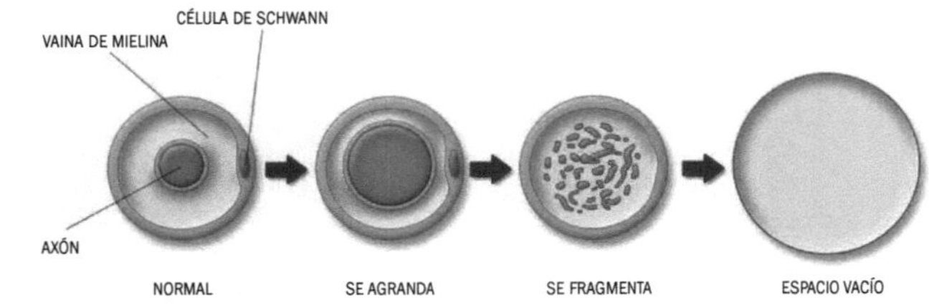

▶ **Fig. 2.10** Esquema mostrando los cambios que ocurren a nivel del Axón en el proceso de degeneración.

La vaina de mielina también se fragmenta y lleva a la demielinización, la cual puede ser primaria o secundaria.[43,47,62]

- **Primaria:** degeneración de la vaina sin afectar al axón.
- **Secundaria:** degeneración de la vaina como consecuencia de la degeneración del axón.

  Se denomina Degeneración Walleriana: a la que se produce como consecuencia de una lesión en la porción distal del axón traumatizado o seccionado.[50,62]

  También en la intoxicación por plomo (Pb) y fósforo (P) y en el síndrome de compresión medular.[50]

❸ Células de la Glía

Reacción Patológica del Astrocito

1. Núcleo picnótico se ensancha y lisis.
2. Proliferación gliosis (Astrogliosis). Noxas y/o daños resultan en una astrogliosis rápida, especialmente si hay edema. Parecería ser que el edema es el estímulo responsable de la astrogliosis. Edema en el sistema nervioso central, parece ser mayormente edema intracelular afectando al astrocito.
3. Gemistocito. El citoplasma se hace visible, se agranda con coloración eosinófila de 30 a 50 µm, núcleo excéntrico, es más evidente luego de los 14 días de lesión.[49.53]
4. Cuerpos de Inclusión. Pueden estar presentes en el astrocito (BoHV, Aujesky, Moquillo canino).

5. Astrocito Alzheimer tipo II, se ve en sustancia gris y se caracteriza por presentar un gran tamaño (dos o tres veces más que el tamaño normal), citoplasma evidente, núcleo pálido, con cromatina central, con gotas intranucleares de glucógeno y prominente nucleolo.[43] Ocurre asociado a cuadros de hiperamoniemia, debido a enfermedades o trastornos crónicos hepáticos.[66]

6. Células de edema citotóxico, astrocitos distendidos con citoplasma notorio. Ocurren asociados a injurias que involucran la bomba de sodio/potasio tales como hipoxias, hipoglucemias y algunos tóxicos.[43]

Oligodendrocitos

Reacciones patológicas: Picnosis y fragmentación.
Proliferación - gliosis.
Satelitosis - presencia de oligodendrocitos alrededor de la neurona, previa degeneración y neuronofagia (Fig. 2.6, 2.7). Se refiere a un considerable número de oligodendrocitos y microglía alrededor de la neurona. Esta reacción está asociada con degeneración aguda de neuronas, pueden encontrarse también células de la microglía y otros macrófagos.[50]

Microglía

Reacciónes patológicas:

1. Hipertrofia: se convierten en macrófagos con funciones de fagocitosis.
2. Hiperplasia: proliferación focal formando nódulo glial o gliosis difusa.
3. Fagocitosis: células agrandadas 30 µm, formando célula de Gitter o célula espumosa o lipídica. (Fig. 2.11).
4. Neuronofagia: proceso de fagocitosis de neuronas por microglía o células de Gitter o espumosas o lipídicas. Pueden actuar con otros macrófagos provenientes de la leptomeninges y de la adventicia vascular, en el proceso de fagocitosis.

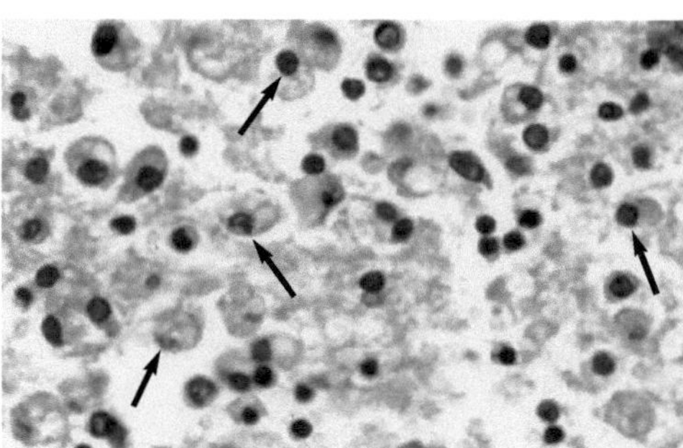

◀ **Fig. 2.11** Área de Malacia. Con notables células de Gitter, células espumosas o lipídicas. H&E 400 X.

La verdadera neuronofagia por microglía debe distinguirse de la satelitosis, la cual es una reacción fundamentalmente de la oligodendroglía. En el proceso de neuronofagia las células nerviosas muestran mayor disolución, en cambio en satelitosis el proceso de degeneración es menor.[49]

❹ Meninges

Las meninges protegen el SNC y reaccionan conjuntamente:

Asi en enfermedades de etiología bacteriana mayormente se observa una infiltración con células polimorfonucleares (PMN), caracterizando una meningitis supurativa.

Mientras que con virus: se observa principalmente una infiltración con células mononucleares (MN), caracterizando una meningitis no supurativa.

❺ Vasos sanguíneos

En el territorio vascular se lleva a cabo una serie de cambios de gran significado en la patogenia de las diversas entidades que afectan al sistema nervioso, estas alteraciones van desde el engrosamiento de la pared vascular hasta el infiltrado por células sanguíneas extracerebrales y plasma, si bien el infiltrado se inicia en los espacios perivasculares, puede extenderse hasta la neurópila.

El engrosamiento de la adventicia, ya sea por tumefacción o proliferación de células tipo reticular se da en enfermedades degenerativas, como las malacias o en procesos anóxicos. Los endotelios llegan a alcanzar un gran grosor, obliterando la luz vascular, por ejemplo en las intoxicaciones con plomo (Pb).

En el espacio de Virchow-Robin (VR), se acumulan células inflamatorias y forman los **manguitos vasculares** que tienen gran valor diagnóstico[47], y que pueden estar compuestos por:

a. Células polimorfonucleares-Encefalitis Supurativas - asociado a bacterias (Fig. 1.10).
b. Células mononucleares (linfocitos principalmente) - Encefalitis. No supurativa - asociado a Virus. (Fig. 1.10, 2.12).
c. Células mononucleares (linfocitos, macrófagos, cel. plasmáticas) podrían deberse a procesos alérgicos.

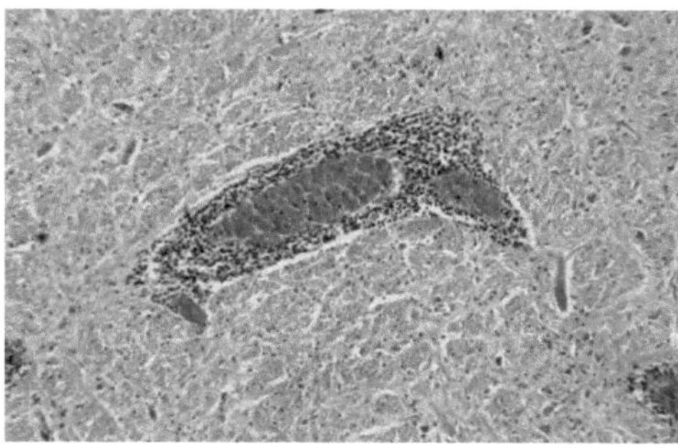

◀ **Fig. 2.12** Manguitos vasculares con presencia de abundantes células mononucleares en el espacio de Virchow-Robin H&E 250 X.

Otra alteración que se puede observar en el espacio perivascular es la presencia de plasma que por su patogenia se considera edema vasogénico, (Fig 2.13), este se presenta en forma difusa como en los casos de enterotoxemias bacterianas o focal como en los procesos inflamatorios, traumáticos o neoplásico circundantes.[63]

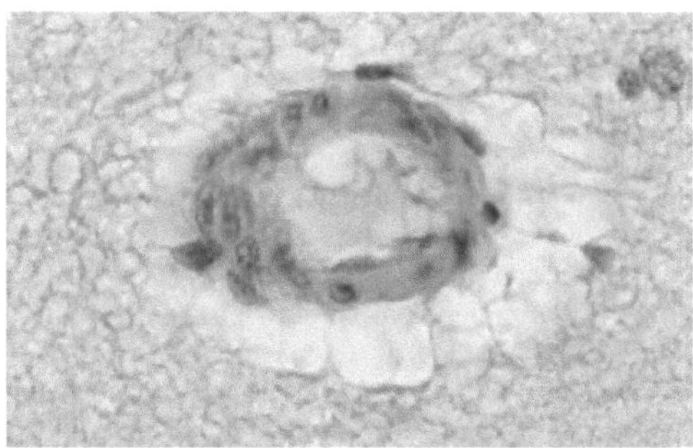

◀ **Fig. 2.13** Encéfalo. Vaso sanguíneo con marcado espacio de Virchow-Robin (VR) y con aspecto deshilachado. Edema vasogénico H&E 1.000 X.

⑥ Líquido Cefalorraquídeo

Signos patológicos:

1. Presencia de sangre.
2. Aumento de número y tipo de células.
3. Aumento de la presión normal +200 mm. H_2O.[47,62]

⑦ Vías de entrada

- Directa: Oído, absceso del oído.
  Órbita - por nervio óptico - infección ocular.
  Fractura o herida penetrante.
  Heridas por descole o descorne – Encefalitis, mielitis ascendente.

- Hematógena:
  a. Infecciones bacterianas (Septicemias).
  b. Virus -entra a la célula nerviosa- por viremia.
  c. LCR-Plexo coroideo-LCR, a través de meninges o epéndima.
  d. Replica en células endoteliales.
  e. Cruza pasivamente la barrera cerebral sanguínea (BCS).
- Embólica, émbolos sépticos
- Neurógena: a lo largo de los nervios periféricos, infección ascendente por células perineurales o endoneurales.
  Olfatoria-directa perineural o endoneural.

Rabia - Linfáticos perineurales.
Herpes - Células de Schwann.

En líneas generales y de acuerdo con Johnson and Mims,[48] la técnica de coloración con anticuerpos fluorescentes ha proporcionado evidencias definitivas en referencia a que los virus pueden entrar al SNC por la vía neural, olfatoria o hematógena. La vía a través de los nervios puede ocurrir por una infección ascendente por las células endoneurales o perineurales o por una difusión más rápida sin evidencias de infección celular. La difusión a través de la mucosa olfatoria puede ocurrir en forma similar, por infección de las células endoneurales o perineurales o invasión directa.

La infección por vía hematógena es probablemente la de mayor importancia para las infecciones naturales del sistema nervioso central. Los virus se multiplican en células susceptibles extra neurales y por diversos mecanismos producen viremia y finalmente el virus pasa al líquido cefalorraquídeo, directamente al cerebro por los pequeños vasos cerebrales. Finalmente la llamada "barrera cerebral sanguínea" no necesariamente corresponde a la estructura anatómica, sino que se compone de todos los mecanismos de defensa del huésped que en cualquier caso puede estar ubicada en cualquier lugar desde la membrana celular en la puerta de entrada, hasta las estructuras intraneuronales dentro del cerebro.[48]

⑧ Mecanismos de defensa

1. Anticuerpos.
2. Interferón (inhibe replicación de virus).
3. SRE o Monocítico Fagocitario (limpian la viremia).
4. BCS (barrera cerebral sanguínea).

⑨ Edema

1. Vasogénico: más en sustancia blanca- Fallo bomba Na/K.
   Daño membrana.
   Daño vascular directo.
   Toxina (Enterotoxemias).

2. Citotóxico: hay tres lugares donde se acumula líquido.
   a. Proceso de astrocito (Células de edema citotóxico).
   b. Mielina interlaminar.
   c. Espacio extracelular (solamente en sustancia blanca, entre los procesos de las células de la glía).

El edema es una de las principales causas de aumento en la presión intracraneal, su presencia lleva al encéfalo a una serie de cambios morfológicos, como cambios en el color, se torna más pálido, blando, húmedo y en ocasiones, algunos de sus componentes anatómicos sobrepasan los límites de las estructuras vecinas, alteración que se denomina herniación, ejemplo hernia subfalcine (Fig. 2.14), herniación transensorial, o bien puede llegarse al desplazamiento de estructuras tales como el cerebelo, exteriorizando el vermis por el agujero magno.[63] (Herniación tonsilar).[66]

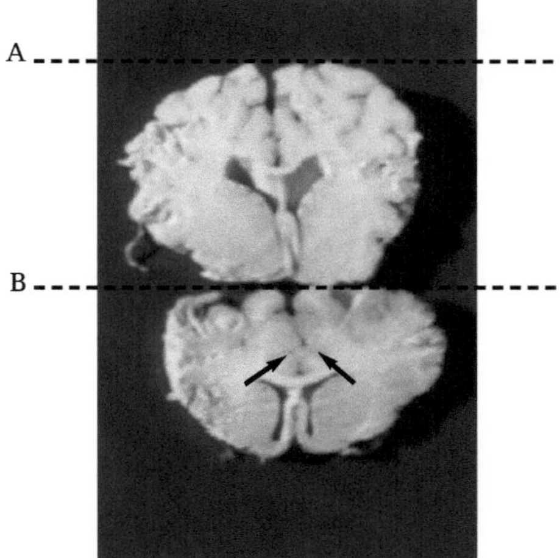

Fig. 2.14
A) Corte transversal de encéfalo normal.
B) Corte transversal del encéfalo con hernia subfalcine.

Cuando el edema es local o focal, sea en el encéfalo o médula, las posibles causas pueden ser neoplasias, inflamaciones, abscesos, meningitis supurativas y necrosis focal, pero si es generalizado estaría asociado a un trastorno sistémico.[63]

La apariencia histológica del edema puede ser interpretada por una dilatación de los espacios de VR que muestran un aspecto deshilachado (Fig. 2.13), presencia de estructura laxa, las fibras se separan, y si es grave, pueden observarse en forma de lagunas acidófilas. Las células que más se afectan en este proceso son los astrocitos que se aprecian hinchados y en casos graves se degeneran (cel. del edema citotóxico).[63]

Terminología

Encefalopatía – Myelopatía: estado patológico no específico del encéfalo y de la médula espinal.

Encefalitis - Mielitis - Encefalomielitis: procesos inflamatorios del encéfalo y de la médula espinal.

De acuerdo al agente etiológico y la respuesta morfológica producida se pueden dividir en:
- No supurativas: mayoría producida por virus.
- Supurativas: generalmente producidas por bacterias.
- Granulomatosa: producidas por Hongos y Mycobacterias (Tuberculosis).

Meningitis - Paquimeningitis: cuando el proceso inflamatorio involucra a la Duramadre.

Leptomeningitis: cuando involucra a: Aracnoides - Piamadre.

Coroiditis - Ependimitis: Inflamación de los plexos coroideos y de la ependima.

Polio: cuando involucra sustancia gris. Polioncefalitis o Poliomielitis cuando afecta el encéfalo o la médula espinal, respectivamente.

Leuco: cuando involucra sustancia blanca. Leucoencefalitis o Leucomielitis, cuando afecta el encéfalo o la médula espinal, respectivamente.

Malacia: necrosis generalizada.

Necrosis: más individual.

Necrosis cerebro-cortical (CCN): afectando a las láminas de la corteza cerebral.

Polio: cuando involucra sustancia gris. Polioencefalomalacia cuando afecta el encéfalo y poliomielomalacia cuando afecta la médula espinal.

Leuco: cuando involucra sustancia blanca. Leucoencefalomalacia cuando afecta el encéfalo y Leucomielomalacia cuando afecta a la médula espinal.

I Enfermedades de origen inflamatorio del cerebro y la médula espinal

A. Inflamaciones no supurativas

a. Generalidades

Caracterización de lesiones

Caracterización general:
Si afecta meninges y cerebro: Meningo-Encefalitis-No supurativa (MENS).
Se observa:
- Degeneración de neuronas.
- Gliosis.
- Manguitos vasculares no supurativos (presencia de: linfocitos, macrófagos, células plasmáticas).
- Meningitis no supurativa (no específica).

Causas - Generalmente Virus

1. Neurotrópico - ej. Rabia.
   Pantrópico - ej. Peste Porcina.
2. Caso de bacteria - Salmonelosis en cerdos.
3. Caso de Protozoo - Toxoplasmosis *(Toxoplasma gondii)*.
4. Caso de Ricketsia - Intoxicación Salmón - Perro - *(Neorickettsia helminthoteca)*.[50]

Lesiones

Neuronas: Degeneración de neuronas - desde cromatólisis, eosinofilia, necrosis, satelitosis, neuronofagia y cuerpos de inclusión.

Glía: Degeneración de la glía
- Gliosis difusa.
- Gliosis focal.

Lesiones vasculares:
- Edema.
- Hiperemia.
- Manguitos vasculares.
- Vasculitis (mononucleares). (Ej. Fiebre Catarral Maligna, Peste Porcina).

Meninges: Meningitis no Supurativa (células mononucleares).

Cuerpos de inclusión:
- Intracitoplasmático - Rabia.
- Intranuclear - Herpes.

b. Enfermedades neurotrópicas

Afectan sólo los tejidos del SNC.

1 Rabia

Virus Neurotrópico estricto - transmitido por mordedura.
Virus ARN - perteneciente al género Lyssavirus de la familia Rabdoviridae.[1]

El virus viaja a lo largo de los nervios periféricos hacia SNC.[1]

"Virus de calle" - tal cual existe, en la naturaleza afecta a todos los animales de sangre caliente - perro, bovino, ovino, gato, zorro, zorrino, etc.

"Virus fijo" se obtiene en el laboratorio por sucesivos pasajes intracerebrales. No produce corpúsculos de Negri. No tiene afinidad por glándulas salivales.

La enfermedad es siempre fatal. Salvo en vampiros, *(Desmodus rotundus)* tiene virus en la saliva no en el cerebro. Posible recuperación de una infección previa.

El vampiro es el único en el cual el virus puede ser subletal.

Clínicamente la enfermedad puede tener una forma paralítica y otra furiosa.[1]

El período de incubación dura de 10 días a 2 meses o más.

Curso - varía de 2 a 10 días.

- **Forma paralítica:** parálisis temprana de los músculos maseteros y de la garganta, usualmente con profusa salivación e imposibilidad de tragar (**hidrofobia**). La parálisis progresa a todas las partes del cuerpo terminando en coma y muerte.[1]
- **Forma furiosa:** animal manifiesta notable agresividad. Expresión facial con ansiedad, con las pupilas dilatadas, reacción a los ruidos, ataca objetos en movimiento, recorre grandes distancias atacando y mordiendo viciosamente. Tiende a ingerir objetos extraños tales como palos, piedras, etc. y **auto morderse** (mordeduras en piel).

A medida que avanza la enfermedad: aparece incoordinación muscular y convulsiones, parálisis progresiva y muerte.[1]
En los bovinos, en la rabia transmitida por vampiros, el período de incubación es más largo. Los síntomas predominantes son del tipo paralítico, por eso se denomina la enfermedad como paresiante o paralítica.[1,50] (Fig. 3.1).

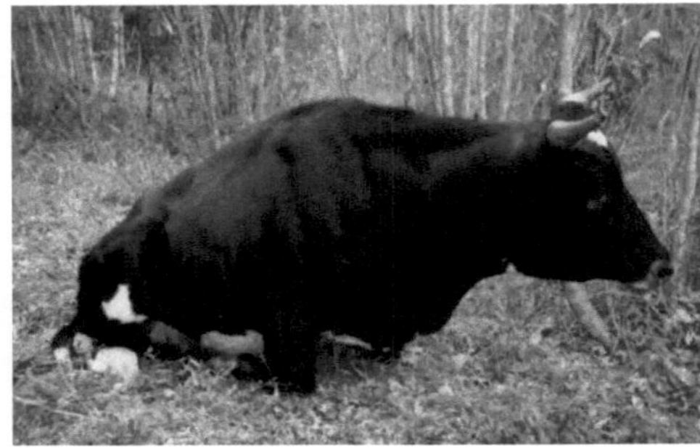

Fig. 3.1 Bovino afectado de rabia paresiante. Cortesia del Dr. Raul Marin.

Lesiones[50]

a. MENS en cerebro, cerebelo, pedúnculos cerebrales (Fig. 3.2).
b. Cuerpo de inclusión intracitoplasmático. (Corpúsculo de Negri). En hipocampo en perro y hombre.
   En células de Purkinje del cerebelo (Fig. 3.3) en caballo, vaca, cerdo y oveja.
   Coloración de Sellers, corpúsculo rosado, intracitoplasmático. (Fig. 3.3, 3.4, 3.5).

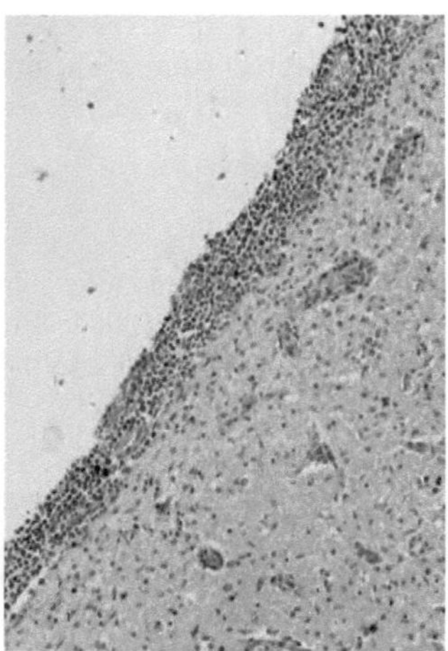

Fig. 3.2 Meningoencefalitis no supurativa H&E 250 X.

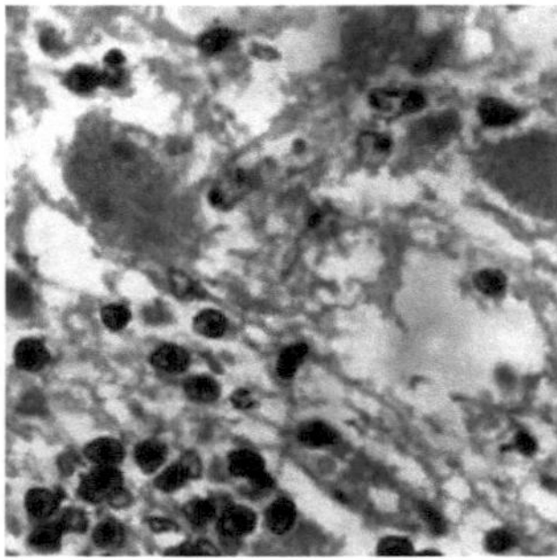

Fig. 3.3 Bovino. Células de Purkinje. Corpúsculo de Negri). Cortesía del Dr. Raul Marín.

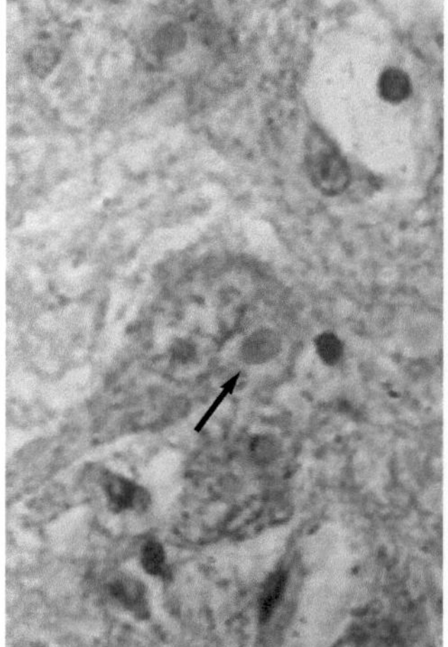

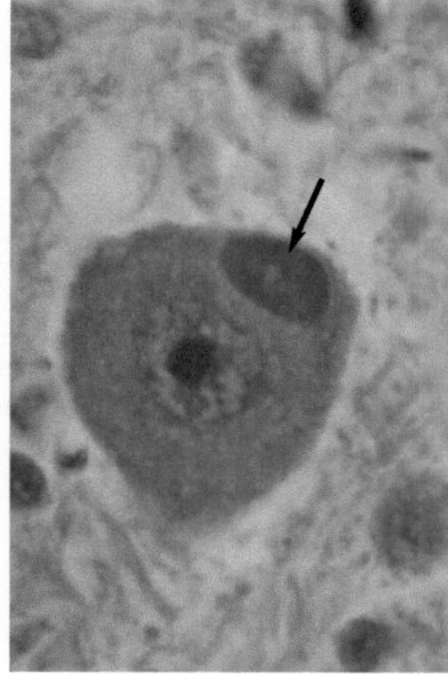

◄◄**Fig. 3.4** Neurona con cuerpo de inclusión intracitoplasmático. Corpúsculo de Negri. (Col. Sellers).

◄**Fig. 3.5** Neurona con cuerpo de inclusión intracitoplasmático. Corpúsculo de Negri. (Col. Sellers).

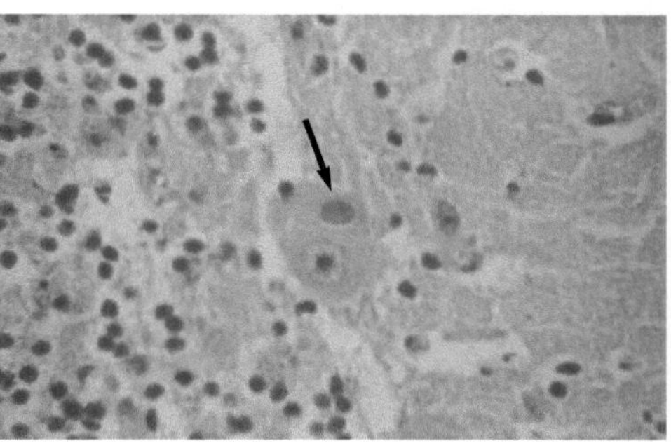

◄**Fig. 3.6** Neurona con cuerpo de inclusión intracitoplasmático. Corpúsculo de Negri.

c. Adenitis parotídea.
d. Ganglioneuritis - En ganglio de Gasser o Trigémino.

Las lesiones de rabia son típicas de las encéfalomielitis no supurativas con ganglioneuritis. Cambios microscópicos más evidentes desde el bulbo raquídeo hasta hipotálamo y porción cervical de la médula espinal.[50]

Pruebas diagnósticas:

- Para detectar los corpúsculos de Negri se usan las coloraciones de Sellers o Mann o Giemsa.
- Inoculación en Ratón lactante (15-20 ratones lactantes) de 3-5 días de edad, sacrificio de 1-2 ratones por día y posterior estudio por Anticuerpos Fluorescentes (AF).

- Técnica de Anticuerpos Fluorescentes (AF), fijar en acetona por 2 a 4 horas, agregar conjugado y mirar.
- Prueba Serológica Test de Seroneutralización.
- Cultivo de Tejido.

Las pruebas de diagnóstico preferenciales son:

1. Las de inmunofluorescencia directa (AF) que resulta rápida, muy sensible y específica, es muy importante la calidad de los reactivos (conjugados).
2. Utilizando la inoculación de ratones lactantes y luego AF.[1,50]

Resumen diagnóstico de Rabia:

- Improntas de hipocampo o cerebelo para buscar corpúsculo de Negri intracitoplasmáticos. Coloraciones de: Sellers, Mann o Giemsa.
- Test de inoculación en ratón (15-20 ratones lactantes de 3-5 días de edad. Se sacrifican 1-2 ratones por día y se revisan con: presencia de corpúsculo de Negri y AF).[1]
- Técnica de Anticuerpo Fluorescente (AF) (2-4 horas fijar en acetona fría + Conjugado) y luego microscopía.
- Técnica de seroneutralización del virus.
- Cultivo de tejido.

En determinadas zonas del país, por ejemplo en la provincia de Corrientes, es muy importante considerar otras enfermedades en el diagnóstico diferencial tal como:

❷ Botulismo - Mal de Aguapey

- Diagnóstico diferencial con rabia (en la provincia de Corrientes).[80,81]
- Los bovinos pueden ingerir esporas que germinan en el intestino y después de la muerte, invaden el sistema músculo-esquelético que se hace tóxica para otras vacas durante la masticación de huesos (Fig. 3.7, 3.8) como consecuencia de la deficiencia de fósforo. En Texas y Montana USA, la denominan "loin diseases". En Australia, Sudáfrica y Brasil[64] también fue descripta y en nuestro país en la provincia de Corrientes la denominan "Mal de Aguapey" dada su observación en las márgenes del río del mismo nombre. (Fig. 3.9, 3.10).[1,80,81]

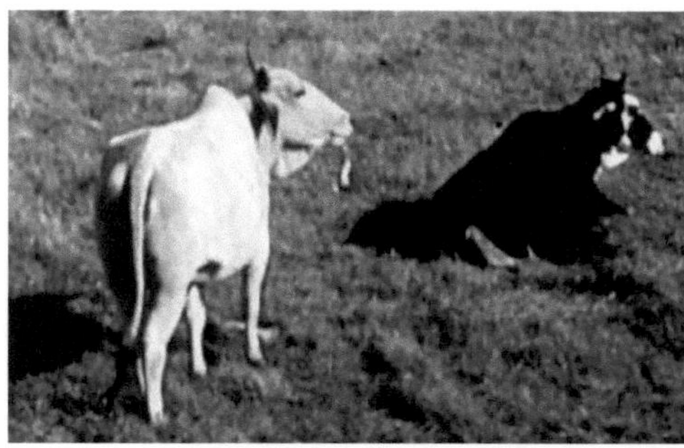

◀ **Fig. 3.7** Bovinos con osteofagia. Botulismo (Mal de Aguapey).

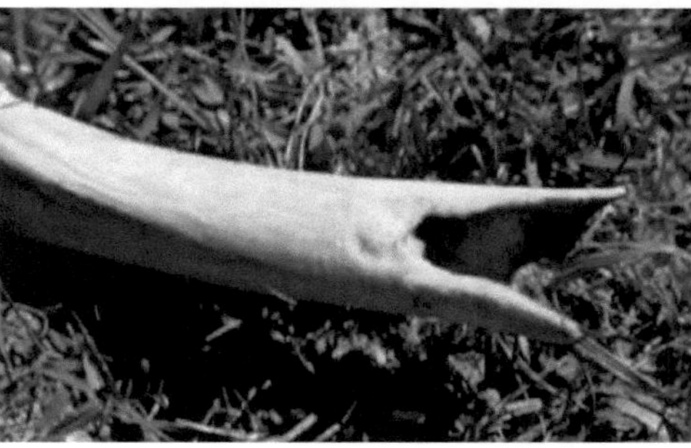

◀ **Fig, 3.8** Hueso demostrando osteofagia por deficiencia de fósforo. Botulismo.

▼ **Fig. 3.9** Río Aguapey, Provincia de Corrientes, Argentina.

▼ **Fig. 3.10** Bovinos con dificultad ambulatoria en decúbito esternal. Botulismo (Mal de Aguapey).

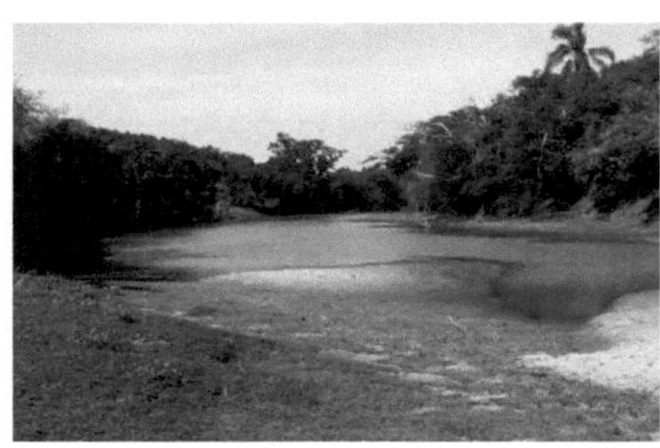

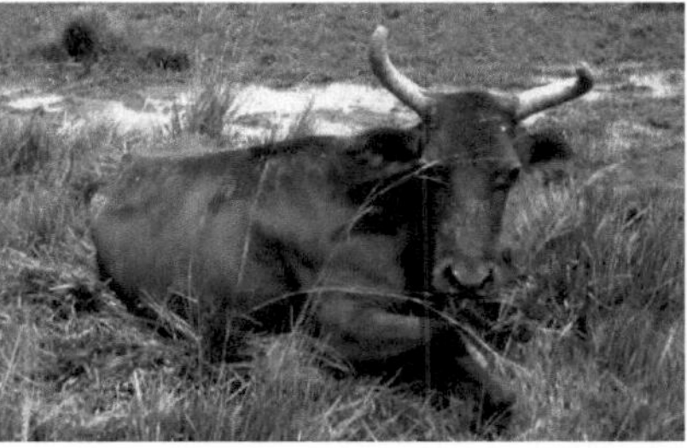

- Un gramo de osamenta seca tiene suficiente toxina para matar una vaca.
- Síntomas: produce parálisis motora progresiva, disturbios de la visión, dificultad para masticar y tragar, debilidad progresiva y generalizada. Recumbencia, decúbito y muerte debido a parálisis cardíaca y/o respiratoria. (Fig. 3.10, 3.11, 3.12, 3.13).

▶ **Fig. 3.11** Bovinos con dificultad ambulatoria, apoyado en las rodillas. Botulismo (Mal de Aguapey).

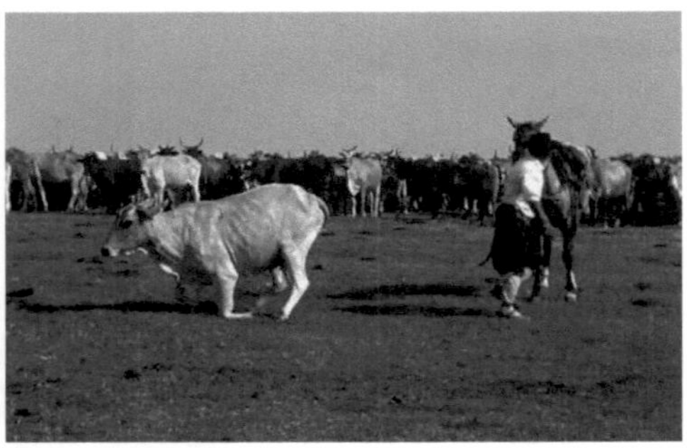

▼ **Fig. 3.12** Bovinos con dificultad ambulatoria, con imposibilidad para levantarse. Botulismo (Mal de Aguapey).

▼ **Fig. 3.13** Bovinos con dificultad ambulatoria, en decúbito es-ternal. Botulismo (Mal de Aguapey).

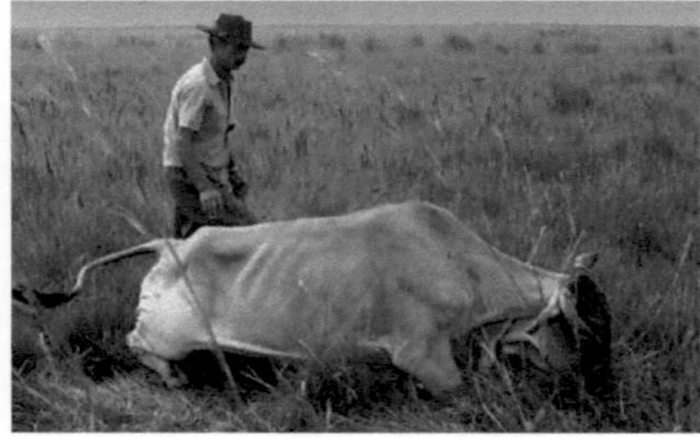

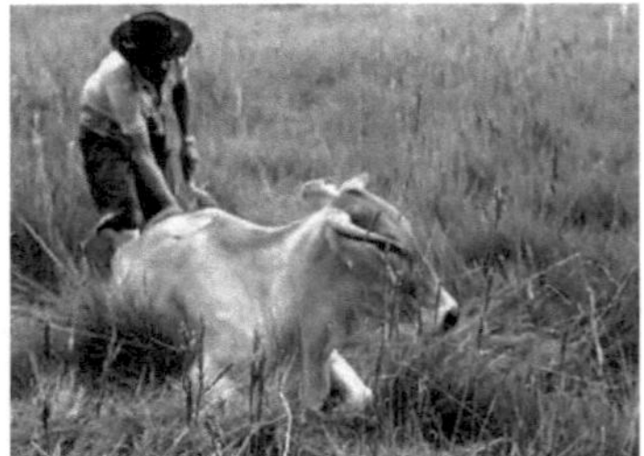

♦ La toxina botulínica interviene con la síntesis o liberación de acetilcolina en las terminaciones nerviosas. Solamente el pasaje de impulsos desde los nervios a las terminaciones (placa terminal) están afectados. Acción paralítica de la toxina particularmente en los músculos del sistema respiratorio, parálisis respiratoria. Así mismo parálisis de la lengua, que aparece afuera, colgando de la boca a medida que se acerca la muerte.[1] (Fig. 3.14).

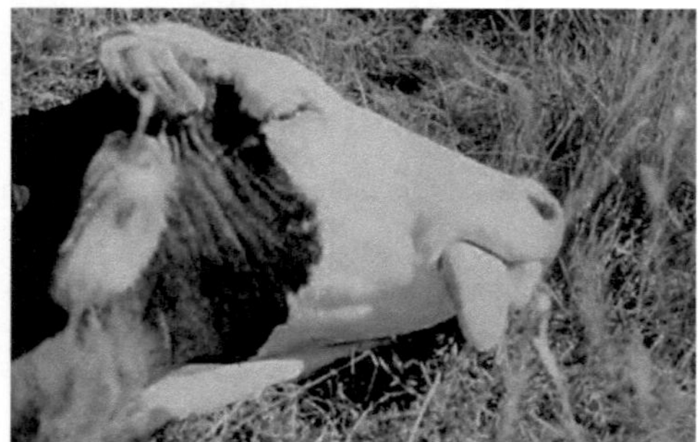

◀ **Fig. 3.14** Bovinos con protrusión de lengua. Botulismo (Mal de Aguapey).

- Diagnóstico: identificación de la toxina en el suero sanguíneo, como así también identificar toxinas C y D en extractos de hígado y en contenido del tracto intestinal en bovinos.
  Neutralización con la toxina específica. Prueba de laboratorio en ratones.[1]

Para el control y prevención de la enfermedad se debe utilizar vacunaciones con toxoide (Toxoide botulínico C y D) y suplementación con sales minerales (fósforo). Siendo la causa principal de la osteofagia la deficiencia de fósforo es necesario prevenir la misma con suplementación. Como así también es importante la eliminación de osamentas en el campo para evitar la exposición de bovinos a la toxina botulínica.[1,80,81]

❸ Pseudorabia - Enfermedad de Aujeszky

Virus Neurotrópico, perteneciente al género Varicellovirus, familia Herpesviridae.

Enzootica en cerdos. En lechones mortalidad 100% (Fig. 4.1, 4.2, 4.3). Cerdos de 3-6 meses de edad 30 a 40% de mortalidad.

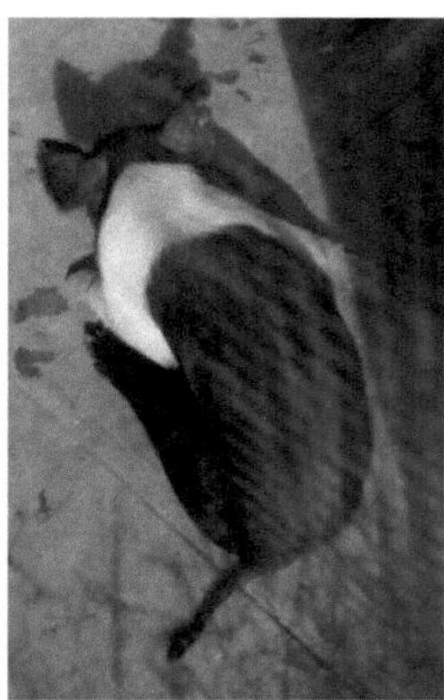

▲**Fig. 4.1** Porcino Enf. Aujeszky experimental.

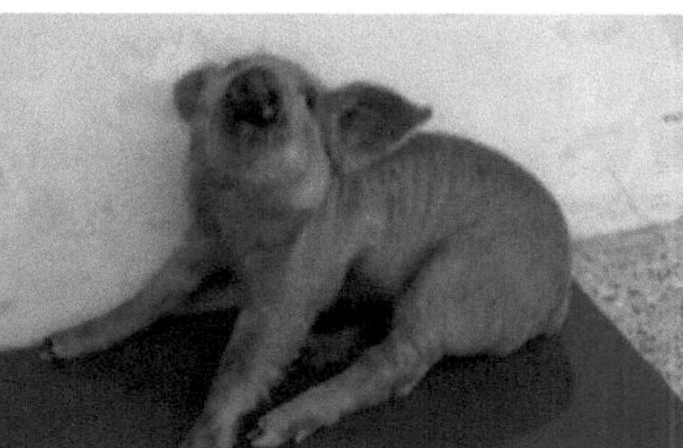

◀**Fig. 4.2** Porcinos de días de edad, con hiperexitabilidad y opistótonos Enf. Aujeszky.

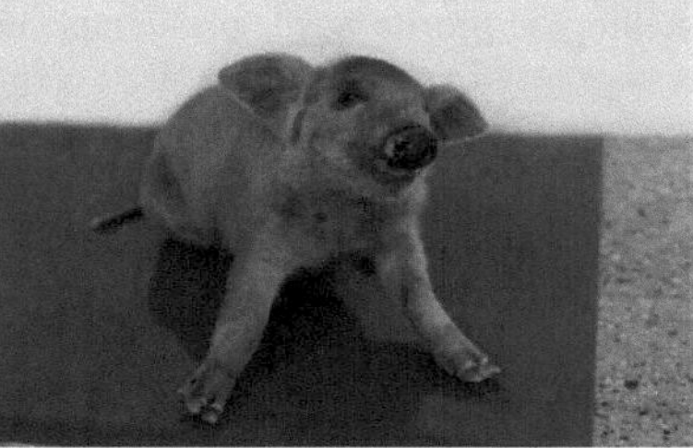

◀**Fig. 4.3** Porcino de días de edad con hiperexitabilidad, incoordinación, ataxia y opistótonos. Enf. Aujeszky.

Bovinos y ovinos - susceptibles.
Perro, gato, rata - susceptible.
Conejo - susceptible y se lo utiliza como animal experimental.
Hombre - no susceptible.[50]

Incubación en cerdos 4-7 días. Los lechones mueren en 48 horas, los animales adultos son más resistentes.

Lesiones: no hay lesiones macroscópicas.

Las lesiones microscópicas son de EMNS, ubicadas principalmente en el cerebro, seguidas por médula oblonga, cerebelo, médula espinal y ganglio trigémino.[49,50]

Extensa necrosis de neuronas.

Cuerpos de inclusión intranucleares en neuronas y astrocitos. No son fáciles de encontrar.

El virus llega al sistema nervioso a través de los nervios periféricos y desde la mucosa nasofaringea, por eso también pueden encontrarse cuerpos de inclusión en células epiteliales en las tonsilas.

Lesiones necróticas se pueden observar en linfonódulos, pulmón e hígado en cerdos.

El signo característico de la enfermedad de Aujeszky es la intensa irritación cutánea que se desarrolla en el punto de inoculación de la distribución terminal de los nervios, produciendo prurito en el sitio de infección, especialmente en bovinos.

En inglés la denominan **"Mad itching"** o sea **"Rascado de locura"**.

Este no ocurre hasta tanto el virus llega al segmento de la médula que corresponde. El prurito no ocurre en cerdos y no es consistente en otras especies en la enfermedad natural. Se nota más en el bovino y el conejo. En otras especies distintas al cerdo Aujeszky es usualmente esporádica, aunque se han informado casos de enfermedad significativa en ovinos y bovinos. El registro de mortalidad puede ser alto. Produce fiebre y el prurito puede presentarse en cualquier parte del cuerpo pero es más frecuente en la cabeza y los miembros posteriores.[50]

❹ Encefalomielitis Equina

Incluye las siguientes:

Las producidas por virus del género Alphavirus familia Togaviridae.[1,50]

- Virus del Este - USA, México y Sud América.
- Virus del Oeste - USA.
- Virus de Venezuela - Venezuela y Sud América.

Las producidas por virus del género Flavivirus familia Flaviviridae.[1,49,50]

- Virus de St. Louis - USA.
- Encefalitis Japonesa B - Japón, Indonesia, Asia.
- West Nile Virus Encefalomielitis. Descripta en varias partes del mundo.

La producida por un virus del género Bornavirus, familia Bornaviridae.

- Enfermedad de Borna - Alemania.

Aspectos comunes:

Todas excepto Borna se transmiten al hombre.
Todas excepto Borna se transmiten por insectos.

Encefalomielitis equina con virus este y oeste[1,50]

Son las más características producidas por un Virus ARN - género Alphavirus de la Familia Togaviridae (Arbovirus grupo A).

Hoy se sabe que el caballo es un huésped accidental y que ciertos pájaros son los reservorios más comunes y que ciertos mosquitos son los principales vectores.

Aedes - Culex- Anopheles - Culliseta - vectores potenciales.

De todos el *Culex tarsalis* es el más importante y transmite la enfermedad al hombre y a los equinos.

Virus del oeste 20-30% fatal - Virus del este 90% fatal.

La enfermedad es estacional y ocurre con más frecuencia en verano.

Incubación 1-3 semanas. Infecta por vía hematógena y muere con un curso de 2-4 días.

Inicialmente hay un estado de viremia con fiebre y depresión, luego alteración de la conciencia y parálisis terminal. (Fig. 5.1).

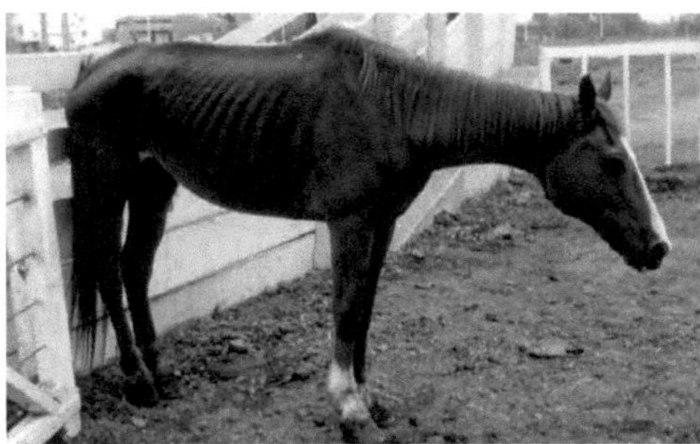

◄ **Fig 5.1** Equino con fiebre y depresión.

Lesiones: no hay lesiones macro. Las lesiones más severas están en la corteza cerebral, especialmente en áreas frontales, olfatorias y occipitales. También pueden observarse lesiones en el tálamo e hipotálamo. Los ganglios de Gasser no están afectados. En el cerebelo y en la médula espinal las lesiones son leves, ubicadas en cuernos dorsal y ventral.[50]

Microscópicamente las lesiones se caracterizan como MENS con manguitos vasculares - células mononucleares, linfocitos, gliosis focal y difusa. Los virus del este y Venezuela muestran cierta proporción de neutrófilos.[50]

Encefalitis B Japonesa: es una enfermedad importante en cerdos en Japón y ocurre conjuntamente con epidemias en el hombre y caballo. Es importante efectuar el diagnóstico diferencial con Teschen y Talfan.[50]

Enfermedad de Borna ocurre en Europa, pocas lesiones en médula espinal, las más importantes se localizan en la corteza olfatoria, lo cual sugiere una infección transcribiforme. Pueden observarse también cuerpos de inclusión intranucleares en neuronas, denominados Joest-Degen bodies.[50,53,62]

El método de prevención y control más efectivo de las encefalomielitis equinas es la vacunación que debe repetirse anualmente antes de la estación de verano.[1,50]

❺ Encefalomielitis Viral Ovina (Louping ill)

(Exótica) Virus RNA género Flavivirus - familia Flaviviridae

Enfermedad vírica transmitida por la picadura de una garrapata *(Ixodes ricinus)*. Ha sido enzoótica en Europa y Gran Bretaña. Es más prevalente a principios de verano y principios de otoño que es cuando las garrapatas están más activas.[1,49,50]

Síntomas: es característico el brinco, el animal adelanta simultáneamente los miembros posteriores y luego los delanteros, de allí su nombre en inglés de "Louping ill" o "mal del brinco"

Lesiones: no hay lesiones macro. La lesión es una polioencefalomielitis aguda. Hay una leptomeningitis no muy severa. Manguitos vasculares con algunos neutrófilos y gliosis focal en sustancia blanca. Presenta degeneración de las neuronas muy severa y prominente neuronofagia, afectando la corteza cerebelar con marcada destrucción de células de Purkinje.[53] La lesión en la médula espinal es una poliomielitis, afectando particularmente los cuernos ventrales.[50]

La vacunación de todos los animales mayores de 4 meses es recomendada como método de protección, como así también el control de garrapatas.

⑥ Encefalomielitis Víricas Porcinas

Enterovirus Porcinos Virus RNA, familia Picornaviridae.

Es un grupo de enfermedades con diferentes nombres:
- En Europa: enfermedad de Teschen - Polonia y Checoslovaquia.
- En Gran Bretaña: enfermedad de Talfan - Inglaterra - Irlanda.
- En Dinamarca: parálisis posterior porcina.
- En Canadá: encefalomielitis viral porcina - Ontario.
- En EE.UU: encefalomielitis porcina.

Producidas por Enterovirus similares al de la poliomielitis en el hombre.[50]

Síntomas nerviosos con mortalidad variable. Ataca preferentemente a los lechones.

Lesiones: no hay lesiones macro. Microscópicamente MENS que se extiende desde el cerebro hasta la médula. 1 a 3 días de fiebre moderada con depresión y algo de ataxia, 2-4 días tremores musculares y convulsiones - parálisis posterior y ascendente - Mortalidad del 50 al 90%, morbilidad alta en lechones de 2 semanas de edad. Lesiones más severas en tallo cerebral caracterizada por encefalomielitis no supurativa.[50]

⑦ Encefalitis de los perros viejos

La encefalitis de los perros viejos "old dog encephalitis" en inglés, es una manifestación clínica con disfunción cerebral progresiva en perros viejos.[46] Inicialmente el virus del Distemper Canino fue propuesto como agente etiológico de este inusual síndrome neurotrópico en 1942 por R. Cordy en California, EE.UU.[29] Es una manifestación extremadamente rara del virus del Distemper Canino, produciendo encefalitis con muy pocas descripciones en la literatura veterinaria.[2,29,46,71,76]

El diagnóstico de la encefalitis de los perros viejos fue basado en la combinación de las manifestaciones clínicas progresivas en animales adultos, las lesiones histológicas típicas en el cerebro, con una marcada ubicación que no involucra al cerebelo ni al tallo cerebral caudal y la ausencia de alteraciones en otros tejidos que generalmente produce el virus del Distemper Canino (DC).

La presencia del virus DC y su implicancia en las lesiones del cerebro anterior fueron confirmadas por la identificación concomitante del antígeno del virus del DC por inmunohistoquímica y análisis moleculares.[46]

c. Enfermedades Pantrópicas

(Afectan otros órganos y tejidos además del SNC).

❶ Peste Porcina Clásica (PPC)

Producida por un virus del género Pestivirus familia Togaviridae.

Es una enfermedad aguda, febril, específica de los cerdos y caracterizada por una rápida difusión, alta mortalidad, septicemia y hemorragias petequiales. Fue erradicada cocinando los desperdicios y mediante la aplicación de un programa de vacunación. La Argentina hoy está libre de esta enfermedad.

Clínica: incubación 1-4 días - Fiebre, depresión, leucopenia, exudado ocular, eritema de la piel, vómitos, convulsiones, incoordinación de movimientos. Los animales mueren dentro de los 15 días de los primeros síntomas con pronunciada leucopenia al inicio de la enfermedad.[49,50]

Lesiones:
Macroscópicas: hemorragias petequiales en varios órganos: (laringe, pulmón, epicardio, mucosa gástrica, riñones y vejiga). (Fig. 6.1). El virus ataca las células endoteliales y células de SRE produciendo las hemorragias petequiales, infartos de bazo y micro infartos. (Fig. 6.2). En el colon y en el ciego, úlceras a botón por contaminación con la flora del intestino.[50]

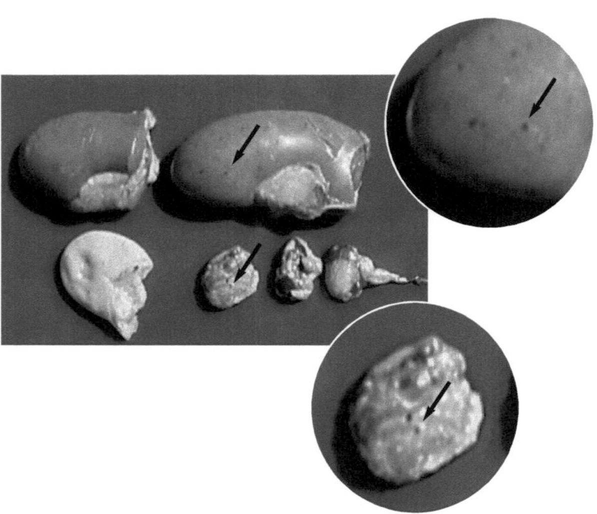

▶ **Fig. 6.1** PPC Petequias en riñón, vejiga y linfonódulos.

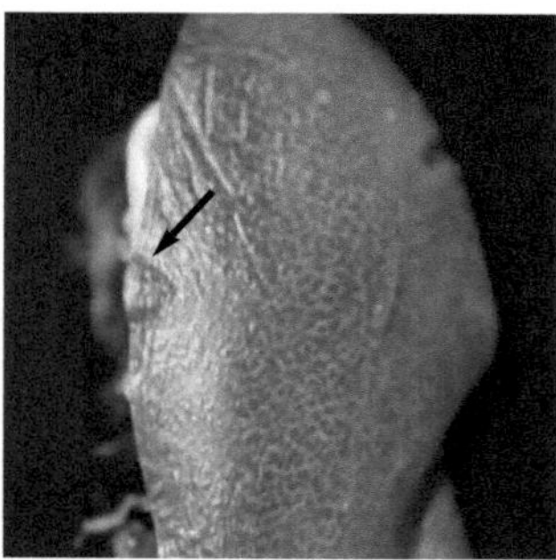

◀**Fig. 6.2** Infarto en bazo PPC.

Microscópicas: la lesión histológica característica es una vasculitis del SNC con manguitos vasculares, necrosis fibrinoidea de arteriolas (vasculitis), (Fig. 6.3), gliosis focal y degeneración de neuronas - ENS se ve principalmente en el tallo cerebral y tálamo afectando sustancia gris y blanca.[50] (Fig. 6.4).

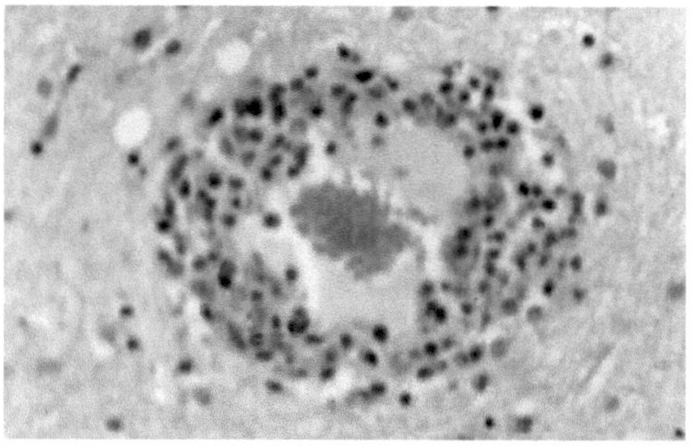

◀**Fig. 6.3** PPC Vasculitis H&E 450 X.

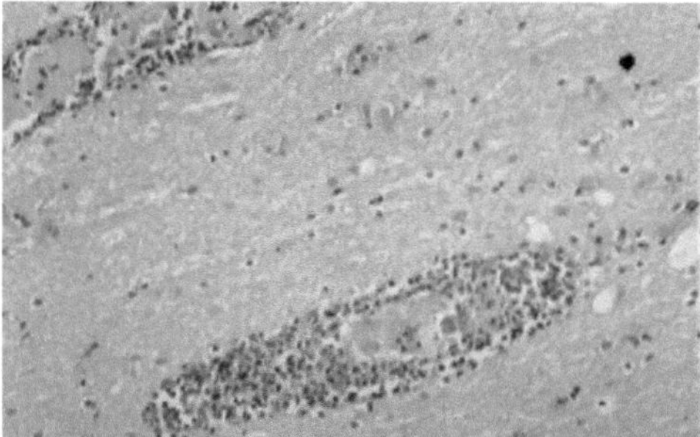

◀**Fig. 6.4** PPC Encefalitis no supurativa y vasculitis H&E 250 X.

El test de anticuerpos fluorescentes utilizando bazo, tonsila, linfonódulo y cerebro es una prueba rápida de confirmación.

Prevención y control mediante vacunación y cocinado de los desperdicios que se utilizan para alimentación de los mismos.

❷ Encefalomielitis Bovina Esporádica

Producida por *Chlamydophila pecorum* también se describe a *Chlamydophila psittaci*.[49]

Ocurre en USA, Europa, Japón y Australia. En Argentina se han efectuado descripciones microscópicas de casos compatibles e identificación del microorganismo.[77]

Ataca bovinos menores de 3 años de edad. Enfermedad esporádica, pocos animales, morbilidad ocasional 50% y mortalidad 50%. (Fig. 7.1).

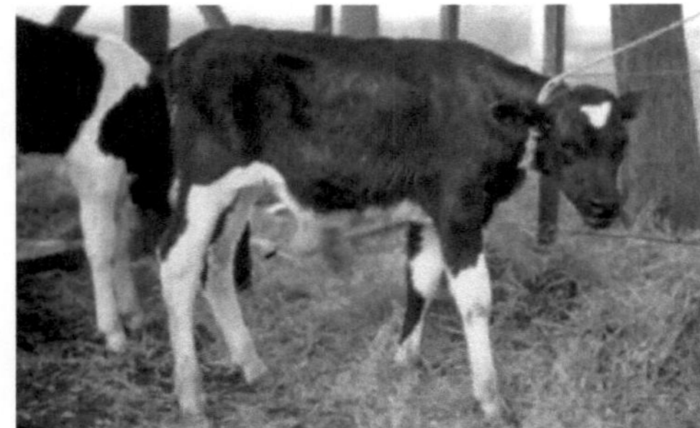

▶ **Fig. 7.1** Ternero en mal estado general con dificultad respiratoria depresión e incoordinación.

Inflamación serofibrinosa de las serosas, síntomas catarrales del sistema respiratorio combinado con síntomas nerviosos, incoordinación, depresión y muerte en pocos días.[49,50]

Lesiones:
Macroscópicas, artritis, pleuritis, pericarditis, peritonitis y meningitis serofibrinosas. (Fig. 7.2, 7.3, 7.4).

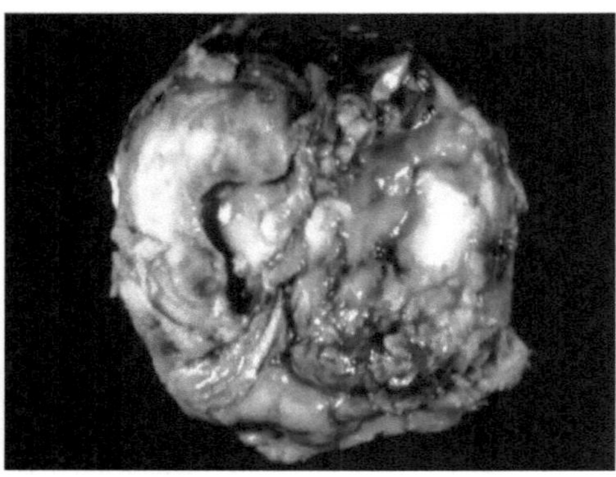

▶ **Fig. 7.2** Superficie articular de un bovino joven con abundante fibrina. Artritis serofibrinosa.

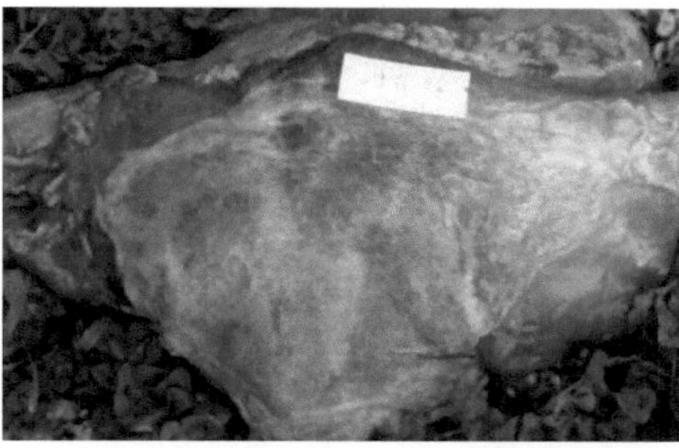

◀ **Fig. 7.3** Bovino. Superficie pulmonar con acumulación de fibrina. Pleuritis Serofibrinosa.

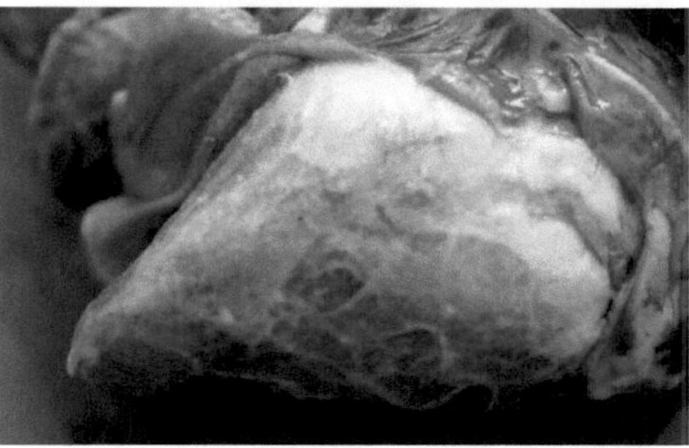

◀ **Fig. 7.4** Pericarditis fibrinosa, obsérvese en el pericardio visceral la presencia de una película de color blanco y de aspecto similar al algodón. Encefalomielitis bovina esporádica por *Chlamydophila spp.*

Microscópicas: encefalomielitis no supurativa (EMNS) con vasculitis y muy seria meningitis. Lesión primaria con neutrófilos (PMN) y luego mononucleares.[50]

❸ Fiebre Catarral Maligna (FCM)

Virus pantrópico, son dos gama herpesvirus, alcelaphine herpesvirus 1 (AIHV-1) y el herpesvirus ovino 2 (OvHV.-2). Enfermedad esporádica. Existe en el país (el primer diagnóstico fue realizado en base a sus características patológicas y efectuado en INTA Balcarce,[22] posteriormente fue descripta en diversas oportunidades).

Enfermedad infecciosa, aguda, con alta mortalidad y muy febril.[49,50]

Cuatro formas clínicas:

- Hiperaguda: temperatura alta y hemorragias gastrointestinales.
- Gastrointestinal: fiebre, diarrea, linfonódulos agrandados.
- Cabeza y ojo: queratitis, curso 4-9 días, alta temperatura, signos nerviosos.
- Forma leve: mayor duración, síntomas nerviosos.

Lesiones:

Macroscópicas: hipertrofia de linfonódulos externos (Fig. 8.1), queratitis conjuntivitis. (Fig. 8.2, 8.3) y erosiones en cavidad bucal, (Fig. 8.4, 8.5) esófago (Fig. 8.6) y cuajar (Fig. 8.7).[14]

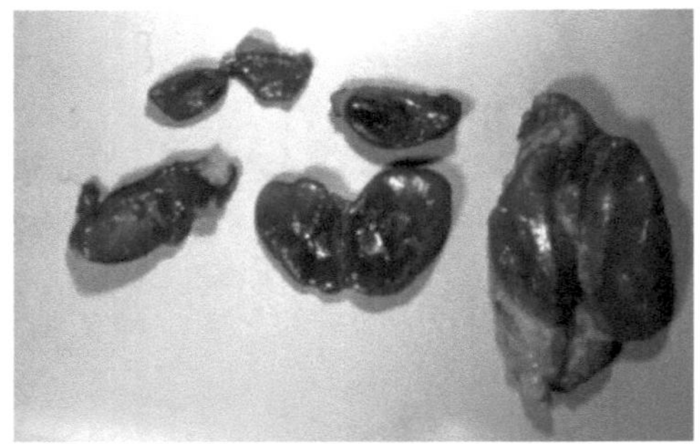

▶ **Fig. 8.1** FCM Linfonódulos externos de un bovino con notable hipertrofia. Balcarce (Bs. As.).

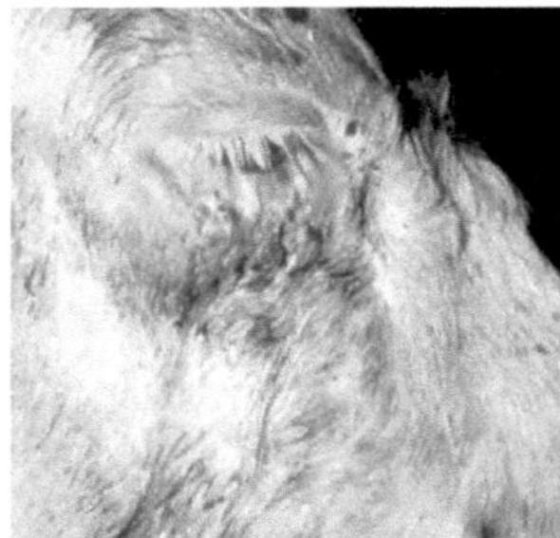

▶ **Fig. 8.2** Fiebre catarral maligna, lagrimeo corrosivo. Conjuntivitis. Cortesía Ref. 14.

▶▶ **Fig. 8.3** Fiebre catarral maligna Uveitis o panoftalmitis. Cortesía Ref. 14.

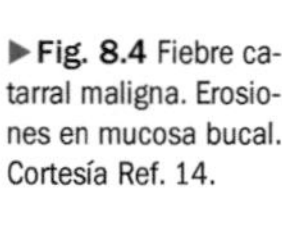

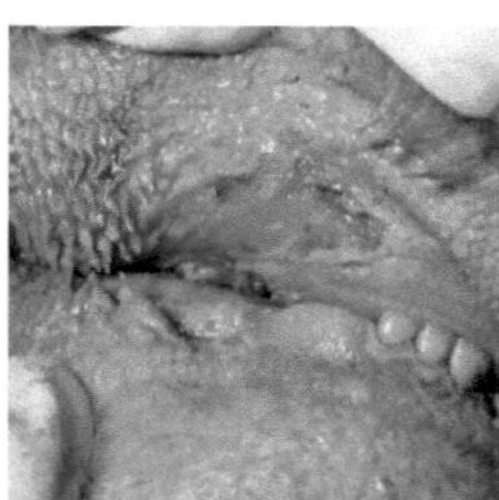

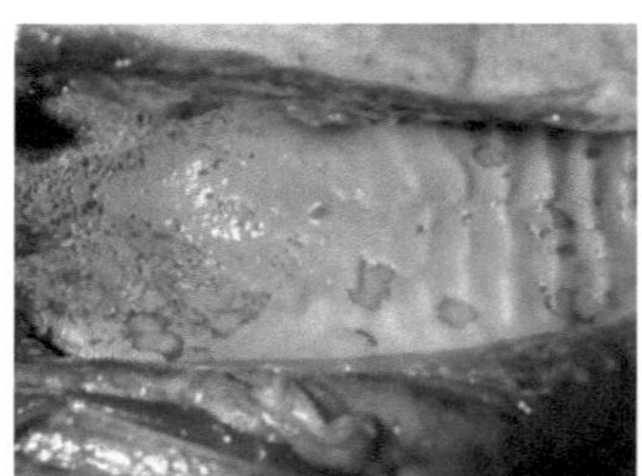

▶ **Fig. 8.4** Fiebre catarral maligna. Erosiones en mucosa bucal. Cortesía Ref. 14.

▶▶ **Fig. 8.5** Fiebre catarral maligna. Erosiones en mucosa bucal, paladar duro y blando. Cortesía Ref. 14.

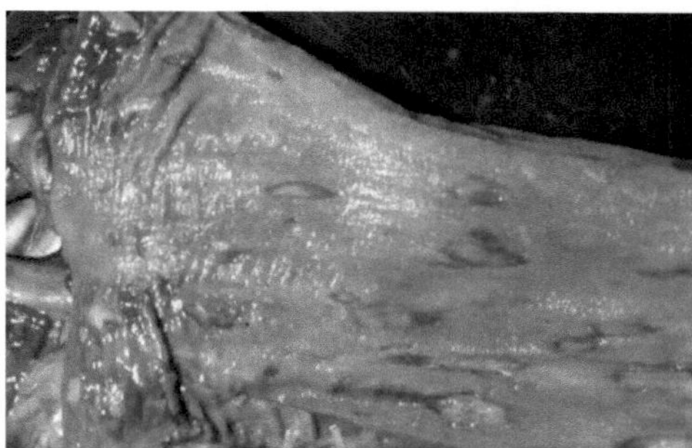

◀Fig. 8.6 Fiebre catarral maligna. Erosiones en mucosa esofágica.
Cortesía Ref. 14.

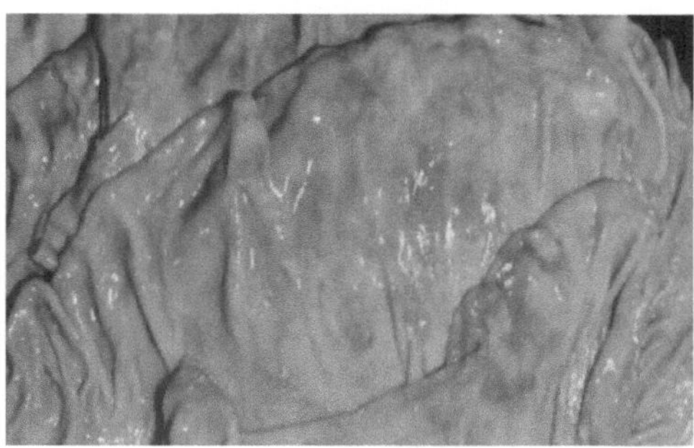

◀Fig. 8.7 Fiebre catarral maligna. Erosiones en mucosa del cuajar.
Cortesía Ref. 14.

Microscópicos: Vasculitis Fibrinoide Necrotizante. Encefalitis no supurativa (ENS), gruesos manguitos vasculares. (Fig. 8.8, 8.9).

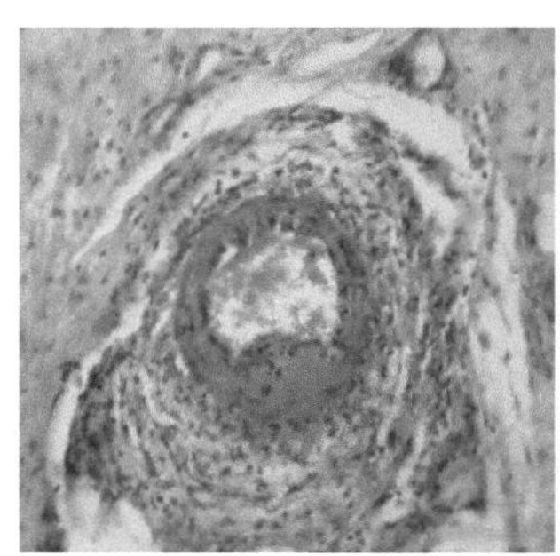

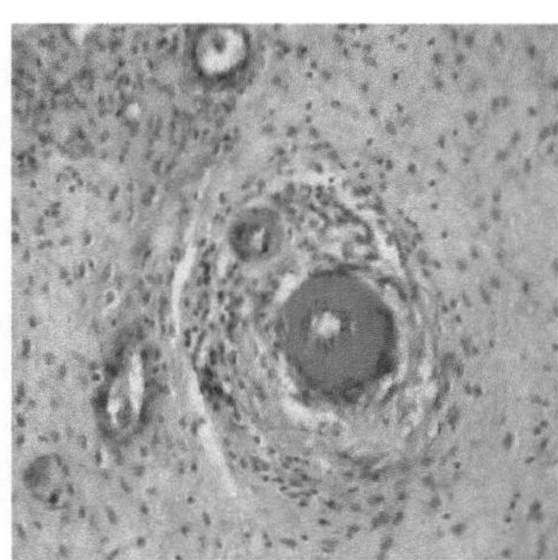

◀◀Fig 8.8 Vasculitis H&E 450 X. FCM

◀Fig 8.9 Vasculitis H&E 250 X. FCM

En el cerebro no se ve primariamente afectado el parénquima, la vasculitis ocurre en la leptomeninges y se extiende a lo largo de los vasos al parénquima por lo tanto meningitis y vasculitis parenquimatosa son las lesiones predominantes.[33,49,50]

Según Little P.B. 1984, la lesión diagnóstica dominante se encuentra en ganglios basales y en los vasos de la rete de la pituitaria.[53]

El virus se adquiere de los ovinos o rumiantes salvajes. Son susceptibles a presentar la enfermedad los bovinos, bisontes, ciertas especies de ciervos, ejemplo (Elaphurus davidianus), también búfalos y cerdos. Experimentalmente se reproduce en conejo y hámster siendo ambos excelentes modelos biológicos.[50]

④ Hepatitis infecciosa canina

La hepatitis infecciosa canina es producida por un Adenovirus y afecta principalmente a perros jóvenes (Fig. 9.1), afecta también a zorros y originalmente fue descripta como "encefalitis de los zorros".[50]

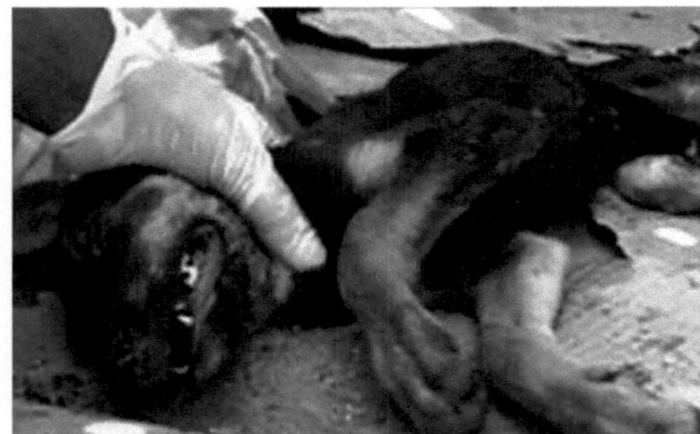

▶ **Fig 9.1** Hepatitis infecciosa canina. Cachorro con evidente Ictericia.

El virus de la hepatitis canina tiene especial tropismo por las células endoteliales, mesoteliales y células de Kupffer del hígado. La afección de estas células es la responsable de las lesiones hemorrágicas y necróticas. Se presentan inclusiones intranucleares específicas (Fig. 9.2) con necrosis celular y en el caso de las células endoteliales se produce proliferación y aumento de la permeabilidad vascular con hemorragias circundantes. El hígado y el bazo están usualmente congestionados y algo aumentados en tamaños y la vesícula biliar edematosa y con paredes engrosadas. Las lesiones en el cerebro están directamente relacionadas con los cambios en los endotelios. Las células endoteliales están aumentadas en número y algunas contienen cuerpos de inclusión intranucleares alargados de acuerdo con la estructura nuclear y con la cromatina marginada. Muchos capilares están circundados de hemorragia, tipo collar. Estas hemorragias son particularmente prominentes en el tálamo, cerebro medio, bulbo y médula oblonga.[49,50]

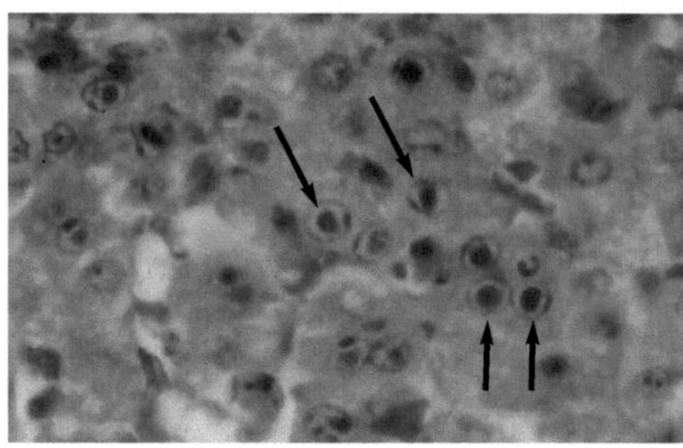

◀**Fig 9.2** Hepatitis infecciosa canina 450 X. Cuerpo de inclusión intranucleares.

Esta afección de perros jóvenes puede ocurrir en asociación con otras, tales como, distemper o leptospirosis, lo cual podría complicar el diagnóstico.[49] Existe una forma hiperaguda de la enfermedad en la cual el animal es encontrado muerto sin signos previos o con pocas horas de manifestación clínica. En estos casos las lesiones características en el hígado, la presencia de cuerpos de inclusión en los endotelios y las hemorragias circundantes contribuyen al diagnóstico.[50] En casos de convalecencia suele observarse opacidad de cornea unilateral o bilateral, causada por el edema y que puede desaparecer espontáneamente.[49,50,74]

❺ Distemper Canino o Enfermedad de Carré (Moquillo canino)[50]

Producida por un virus del género Morbilivirus de la familia Paramixoviridae.

Infección viral sistémica, muy común en perros jóvenes. Ataca otras especies (visones, coatí, hurones).

El contagio se produce por contacto, inhalación - mucosa nasal - linfonódulo local - viremia - distribución por varios órganos. La enfermedad es el resultado de la acción del virus sumado a otros agentes tales como *Bordetella bronquiséptica* o *Toxoplasma gondii.*

El virus (paramixovirus) es epiteliotrópo y desarrolla varios síndromes:

a. Respiratorio: neumonía intersticial, bronconeumonía secundaria por bacterias.
b. Gastrointestinal: enteritis.
c. Hiperqueratosis plantar.
d. Síndrome neurológico - epileptiforme.

Desarrolla cuerpos de inclusión que tienen valor diagnóstico, intranucleares e intracitoplasmáticos (acidófilos). Aparecen con mayor frecuencia en los siguientes lugares anatómicos:

a. Epitelio de transición de la vejiga.
b. Epitelio de transición de la pelvis renal.
c. Epitelio de la mucosa gástrica.
d. Epitelio respiratorio; bronquios, bronquiolos, etc.
e. Células de la neuroglía - cerebro - cerebelo.

Síntomas: primer signo - cierta renguera, convulsiones epileptiformes, estupor con 90% de mortalidad. Los signos luego varían en la forma crónica por las lesiones multifocales de la enfermedad (ataxia vestibular y cerebelar, ataxia y paresia espinal). (Fig. 10.1).[50,62]

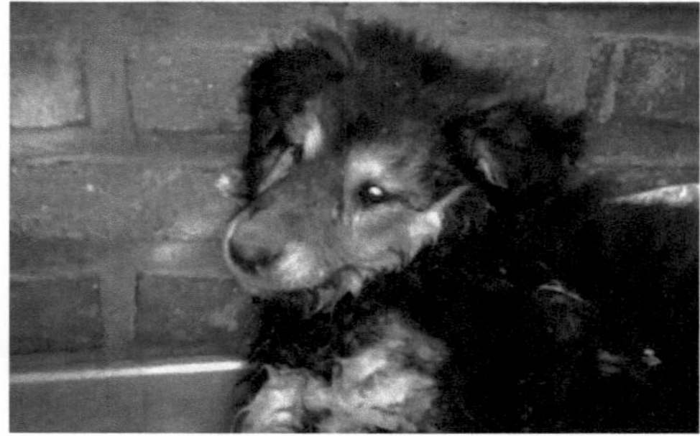

▶ **Fig. 10.1** Cachorro con Moquillo Nervioso. Cortesia del Dr. Martín Campero.

Lesiones: hay lesiones en la sustancia blanca y gris.[50,62]

a. Encefalitis demielinizante, necrotizante.
b. Degeneración celular de la glía, astrocitos y oligodendrocitos.
c. Demielinización.
d. Proliferación de astrocitos (gliosis).
e. Cuerpos de inclusión eosinófilos intra nucleares en astrocitos, intra nucleares e intracitoplasmáticos en neuronas (Fig. 10.2) e intracitoplasmáticos en células del epéndima y formación de gemistocitos.
f. Degeneración de neuronas.
g. Hipertrofia en vasos sanguíneos (células endoteliales).
h. Generalmente meningitis no supurativa.
i. Corioretinitis que acompaña a la lesión cerebral.

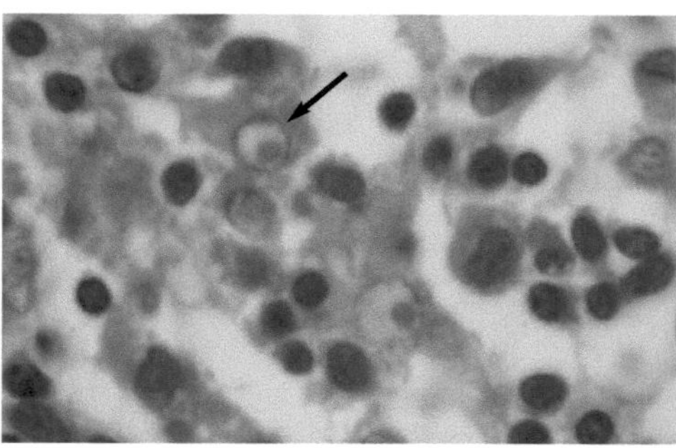

◄Fig. 10.2 Moquillo canino. Cuerpo de inclusión intranuclear H&E 400 X.

⑥ Maedi - Visna. Artritis Encefalitis Caprina

Maedi Visna o Neumonía Progresiva Ovina y Artritis Encefalitis Caprina son enfermedades que afectan a los ovinos y caprinos respectivamente, causadas por infecciones persistentes con virus del género Lentivirus de la familia Retroviridae ampliamente relacionados. Si bien ambos son parcialmente homólogos, dan reacciones serológicas cruzadas. La ruta de transmisión es por medio del calostro y/o la leche. Ambas enfermedades están ampliamente distribuidas mundialmente siendo Australia y Nueva Zelandia los países considerados libres. Las lesiones se caracterizan por infiltración progresiva de células inflamatorias mononucleares en el pulmón, articulaciones, glándula mamaria y SNC en donde se observa una meningitis y encefalitis no supurativas. Clínicamente, en los casos clínicos se observan problemas respiratorios con neumonía progresiva, linfoproliferación asociados a emaciación, poliartritis, y otros casos son asintomáticos. Pruebas serológicas son de utilidad para el diagnóstico y también se utilizan técnicas de PCR (reacción en cadena de la polimerasa). No existen vacunas para ambas enfermedades.[50,62]

⑦ Toxoplasmosis

Toxoplasma gondii: Es un pequeño protozoo que ataca al hombre, perro, gato, ovinos, bovinos y cerdos. Aparece en secciones con estructura oval 2-4 µm de diámetro. Los tejidos responden al toxoplasma con necrosis, áreas focales de necrosis en sustancias gris y blanca. Cuando es intra celular forma pseudoquiste (Fig. 11.1) y en el SNC ataca células de la glía y también neuronas produciendo áreas focales de necrosis en la sustancia gris y blanca y proliferación de las células del SRE perivasculares.[49,50] (Fig. 11.2).

Lesiones: principalmente es una meningoencefalitis no supurativa (MENS).[50]

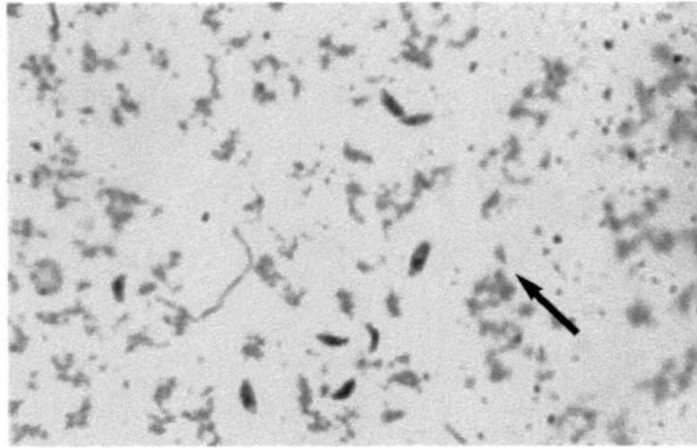

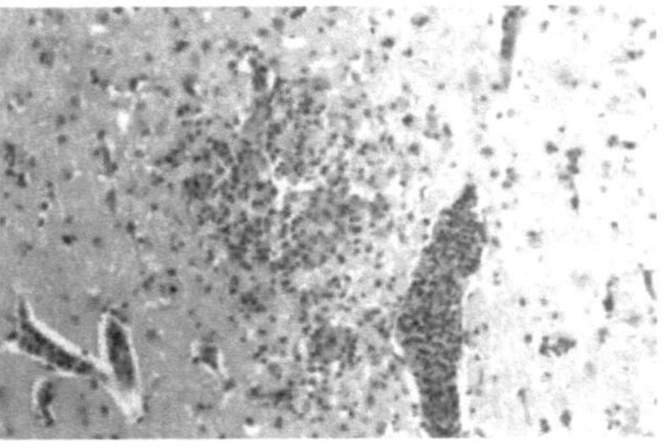

◀▲ **Fig. 11.1** Pseudoquiste (↑) Toxoplasma gondii.

▲ **Fig. 11.2** Toxoplasmosis. Gliosis focal, manguitos vasculares y necrosis.

Los huéspedes definitivos del parásito son el gato y algunos félidos silvestres. Los félidos eliminan con sus heces ooquistes que al esporular en el medio externo son muy resistentes a los factores físicos y químicos. Los gatos se infectan al ingerir carne cruda, ratones o pájaros con quistes. Las materias fecales del gato son una fuente de infección para muchos mamíferos y aves. El mecanismo de infección de los herbívoros se produciría a través de la ingestión de pastos o forrajes contaminados con ooquistes esporulados. Los animales carnívoros domésticos, depredadores y carroñeros, contraen la infección al consumir carne con quistes, produciendo una variedad de signos según el órgano afectado.[1,50] La infección suele ser asintomática, pero en algunas especies, especialmente en los ovinos, puede causar daños económicos apreciables produciendo placentitis, abortos, encefalitis y lesiones oculares. Las ovejas con placentitis abortan en el último mes de preñez o paren corderitos muertos o débiles.[1] La prevalencia de la infección se relaciona con la presencia de gatos en los campos de pastoreo.[1] El diagnóstico se puede efectuar demostrando la presencia del agente y por pruebas serológicas.[1]

Para el control se debe tener en cuenta que los ooquistes fecales del gato constituyen la fuente principal de infección para los herbívoros y en gran medida de los cerdos.[1,50]

❽ Encefalitis por Herpes Virus Bovino (BoHV-1 y BoHV-5)

Producida por un virus del género Varicellovirus familia Herpesviridae.

El Herpes virus bovino – 1 (BoHV-1) es el agente etiológico de varias entidades clinicopatológicas, que incluyen rinotraqueitis infecciosa bovina (sigla en inglés IBR), (Fig. 12.1, 12.2, 12.3) vulvovaginitis y balanopostitis pustular infecciosa (sigla en inglés IPV, IPB) (Fig. 12.4), meningoencefalitis (Fig. 12.5, 12.6, 12.7), queratoconjuntivitis (Fig. 12.8) y abortos.[49,50] (Fig. 12.9).

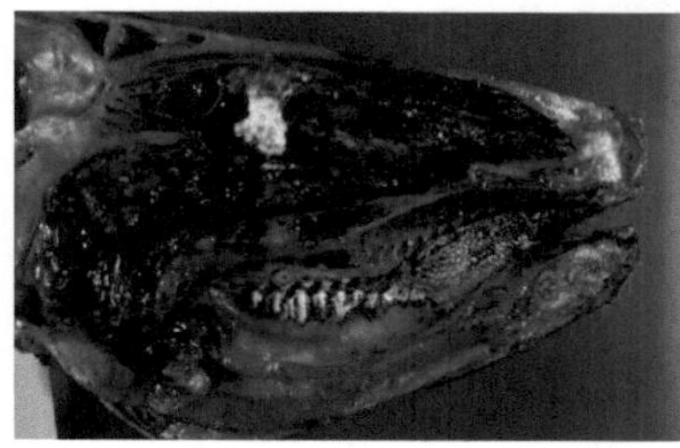

◄Fig. 12.1 Ternero con Rinitis fibrino necrótica hemorrágica IBR.

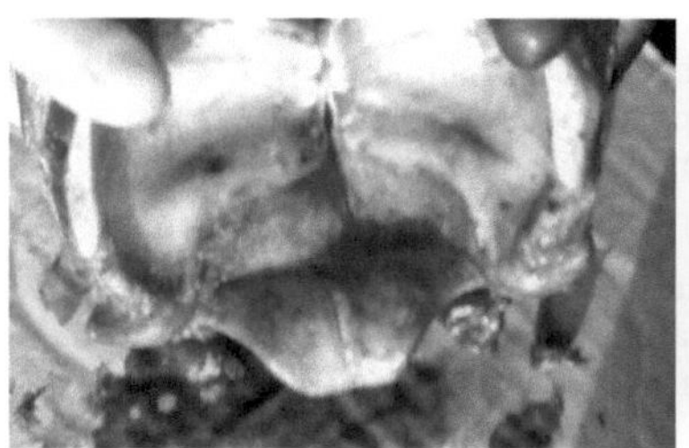

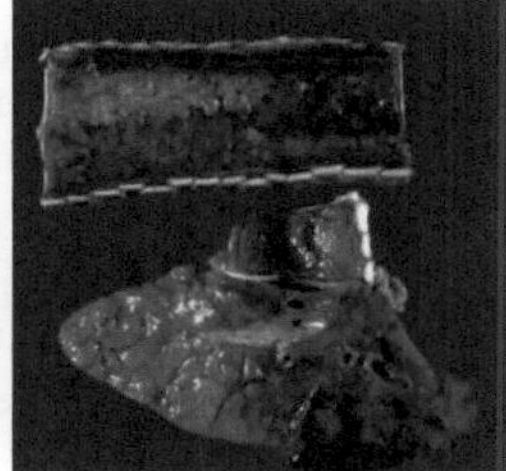

◄◄Fig. 12.2 Laringotraqueitis. IBR.

◄Fig. 12.3 Traqueitis y neumonía IBR.

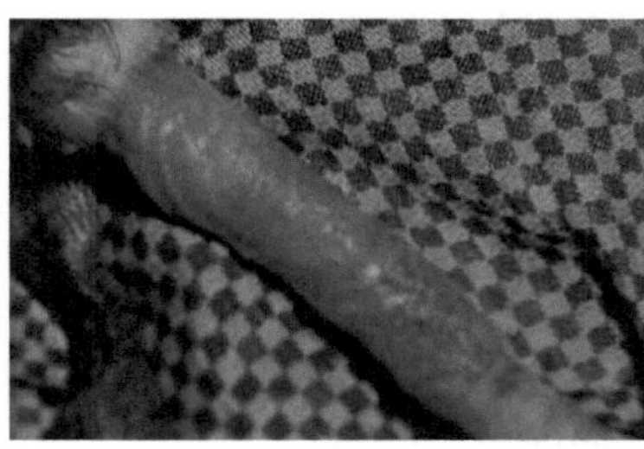

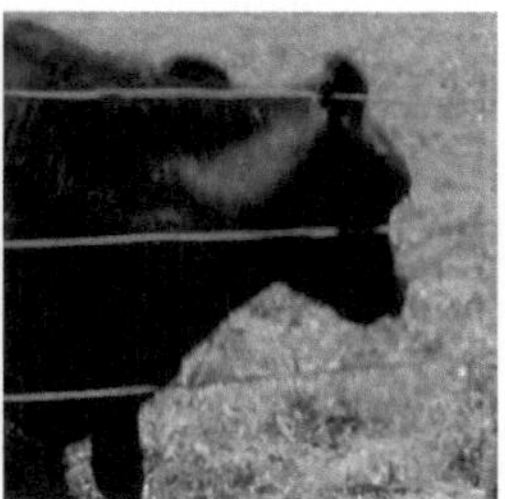

◄◄Fig. 12.4 Balanopostitis pustular infecciosa IPB.

◄Fig. 12.5 Bovino con herpes encefalitis, amaurosis (ceguera) y apoyo de cabeza.

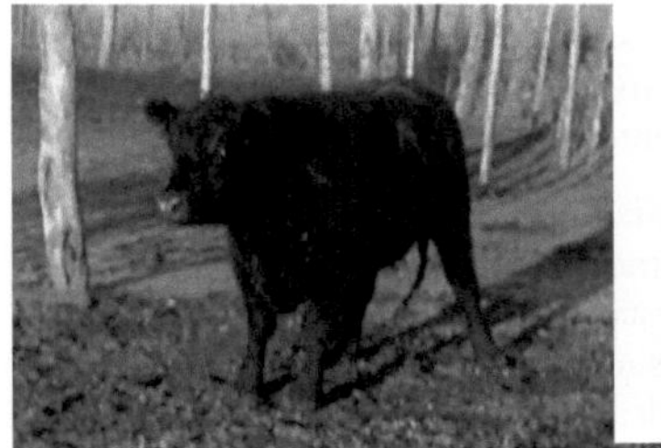

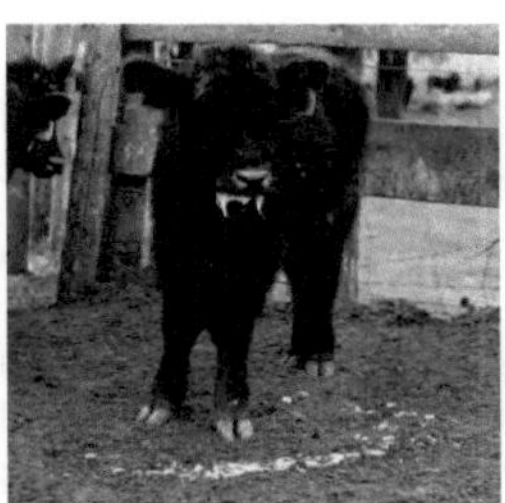

◄◄Fig. 12.6 Bovino con hiperexcitabilidad, incoordinación y ataxia. Herpes encefalitis.

◄Fig. 12.7 Hiperexcitabilidad, rechinamiento de dientes, sialorrea. Herpes encefalitis.

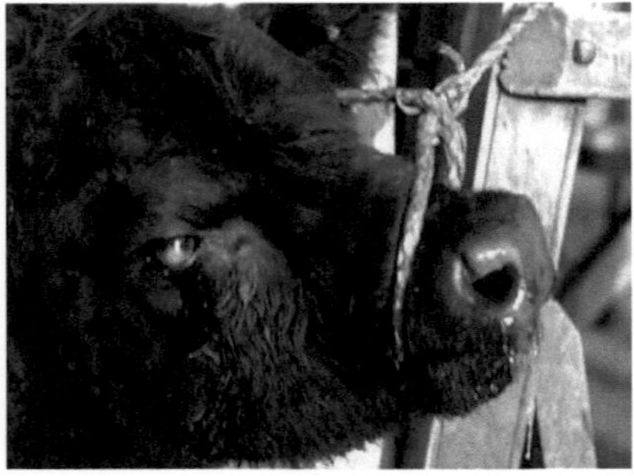

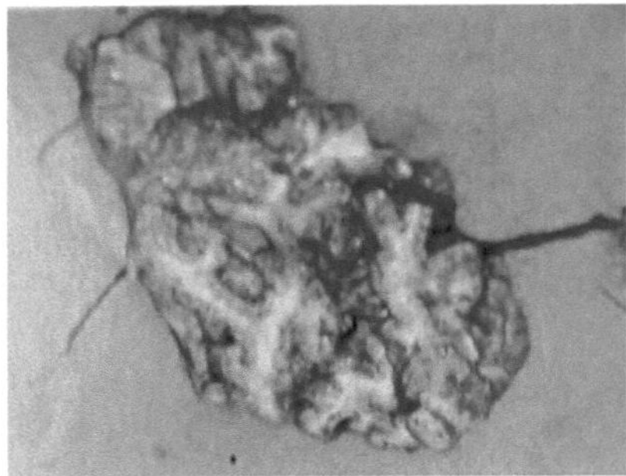

◄▲Fig. 12.8 Queratoconjuntivitis, opacidad de cornea, lagrimeo y secreción nasal IBR.

▲ Fig. 12.9 Encefalo de feto bovino abortado con encefalitis por IBR.

Tres subtipos distintos de herpes virus bovino tipo 1 han sido reconocidos, el subtipo 1.1 asociado a problemas respiratorios, el subtipo 1.2 asociado a problemas genitales y el subtipo 1.3 asociado a problemas de encefalitis. Últimamente este subtipo ha sido reclasificado en un tipo diferente que se conoce ahora como herpes virus bovino tipo 5 (BoHV-5).[12]

Los estudios serológicos indican una amplia distribución tanto a nivel nacional como internacional, aunque la presentación clínico-patológica es variable. Estudios realizados en la Argentina indican una seroprevalencia del BoHV-1 de 48%.[9]

Ciertos subtipos de BoHV-1 son neurovirulentos, capaces de producir cuadros de encefalitis, histológicamente la lesión es de encefalitis no supurativa con cuerpos de inclusión intranucleares. La masiva necrosis neuronal y gliosis descripta para el BoHV-5 no se observa en estos casos.

La encefalitis por herpes virus bovino - 5 se caracteriza por presentar una meningoencefalitis necrotizante aguda, altamente fatal y que afecta principalmente a animales jóvenes, dando brotes con morbilidad variable del 5 al 20% y alta letalidad.

Brotes de encefalitis por BoHV-5 han sido descriptos en varias partes del mundo, siendo más frecuente su descripción en Sud América.[9,10,24,25,64]

Clínicamente se caracteriza por un cuadro inicial de hiperexcitabilidad, rechinamiento de dientes, sialorrea, (Fig. 12.6, 12.7) lagrimeo, incoordinación, amaurosis (Fig. 12.5, 12.6) y posteriormente ya en cuadros crónicos, se puede observar depresión, inanición, apoyo de cabeza (Fig. 12.5), ausencia con el medio ambiente, coma y muerte.

Lesiones macroscópicas generalmente ausentes, sin embargo en casos severos se pueden observar áreas bilaterales, simétricas de malacia, hemorragia y necrosis afectando principalmente la sustancia gris en rostral del cerebro, pérdida de consistencia (Fig. 12.10), sin embargo también se han observado estas lesiones en lóbulos temporales (Fig. 12.11, 12.12).

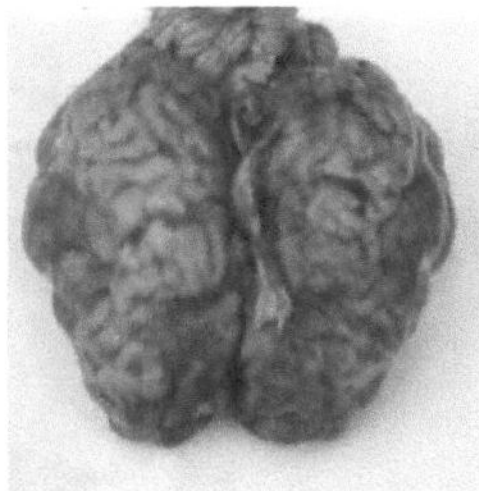

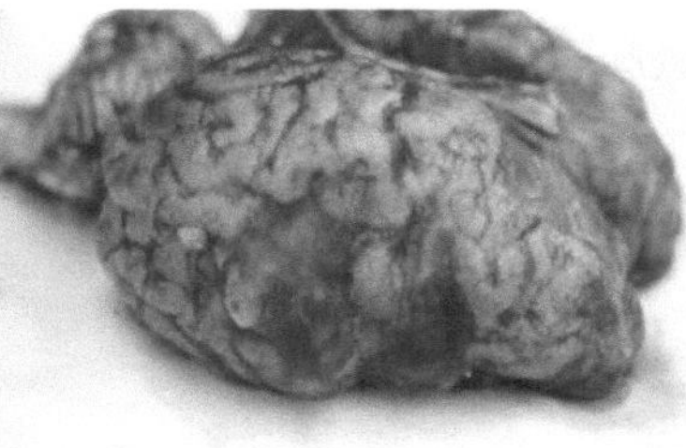

◀Fig. 12.11 Cerebro, lóbulo parietal con cambio de coloración y pérdida de consistencia.

▲Fig. 12.10 Cerebro, lóbulos frontales y parietales con cambio de coloración y pérdida de consistencia.

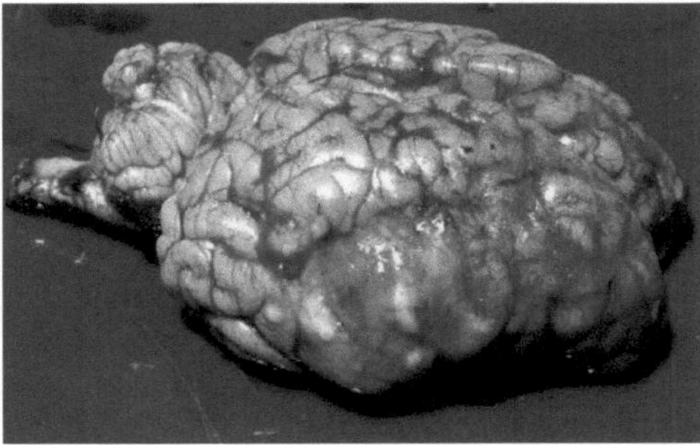

◀Fig. 12.12 Malacia focal en área temporal del cerebro.

La lesión microscópica se caracteriza por meningoencefalitis no supurativa (MENS) con severa citonecrosis, marcada gliosis y áreas de malacia (Fig. 12.15) afectando sustancia gris en rostral del cerebro, bulbos olfatorios, y áreas del diencéfalo, con marcados manguitos perivasculares, con infiltración de células mononucleares (linfocitos, células plasmáticas y escasos histiocitos), (Fig. 12.13, 12.14), cuerpos de inclusión intranucleares en neuronas y astrocitos (Cowdry tipo A), (Fig. 12.16) satelitosis, neuronofagia (Fig. 12.17) y ganglioneuritis en ganglio de Gasser o trigémino.[12,24,25] (Fig. 12.18).

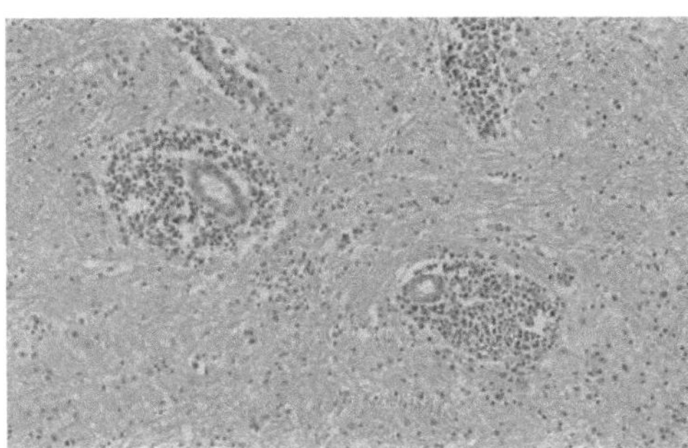

◀Fig. 12.13 Manguitos perivasculares con infiltración de células mononucleares. H&E 250 X.

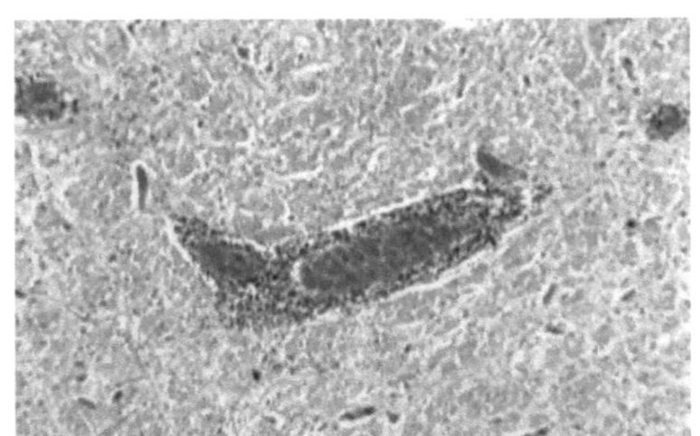

▶ **Fig. 12.14** Corte de cerebro. Manguito perivascular con infiltración severa de células mononucleares. H&E 250 X.

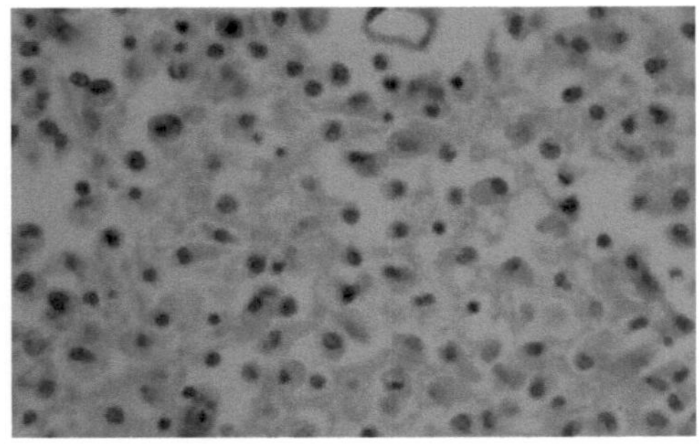

▶ **Fig. 12.15** Área de malacias. Corte de corteza con abundantes células de Gitter H&E 450 X.

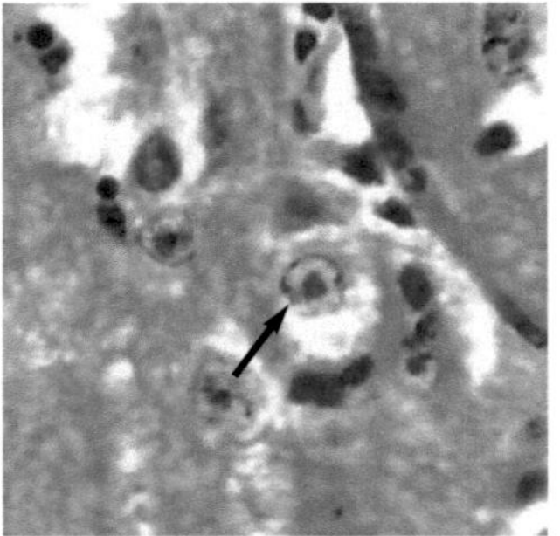

▶ **Fig. 12.16** Cuerpo de inclusión intranuclear en Astrocito. H&E 450 X. Herpes Encefalitis.

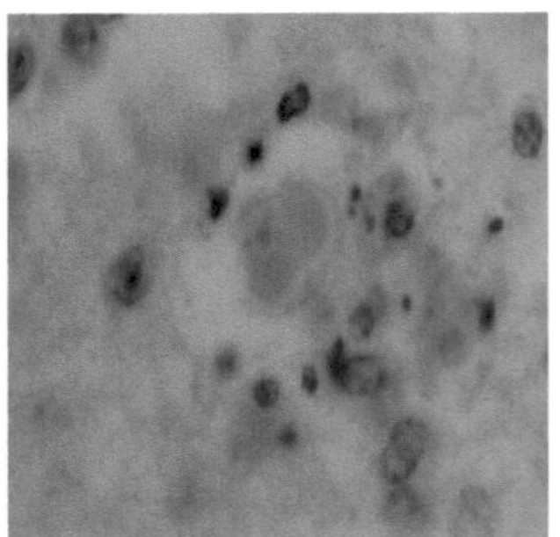

▲ **Fig. 12.17** Neuronofagia. Degeneración Neuronal, Herpes Encefalitis. H&E 1.000 X.

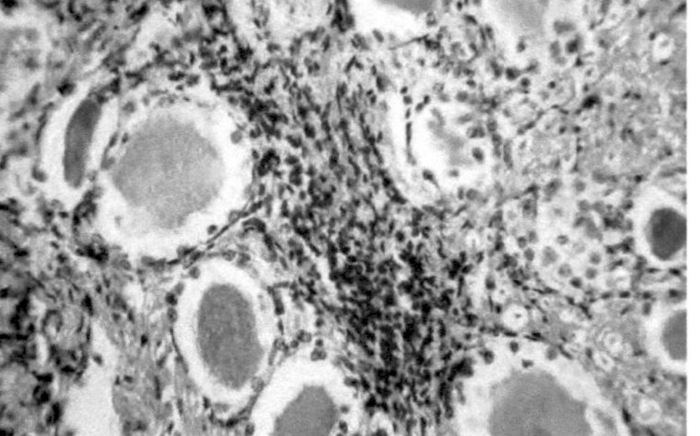

▶ **Fig. 12.18** Ganglio Trigémino (G. de Gasser). Bovino de 7 meses de edad. Ganglioneuritis Proliferación de células mononucleares H&E 450 X. Herpes Encefalitis.

En los estudios experimentales realizados,[9,12,24,25] se observó un cuadro signológico similar a los casos naturales con hiperexcitabilidad, sialorrea, opistótonos y pleurostótonos. (Fig. 12.19, 12.20, 12.21). Las lesiones macroscópicas estuvieron restringidas principalmente al SNC en donde se observaron hiperemia de vasos meníngeos y áreas frontales y temporales de color rojo oscuro (Fig. 12.22). Microscópicamente las lesiones caracterizaron un cuadro de meningoencefalitis no supurativa (Fig. 12.23) con citonecrosis, áreas de malacia y cuerpos de inclusión intranucleares. (Fig. 12.24).

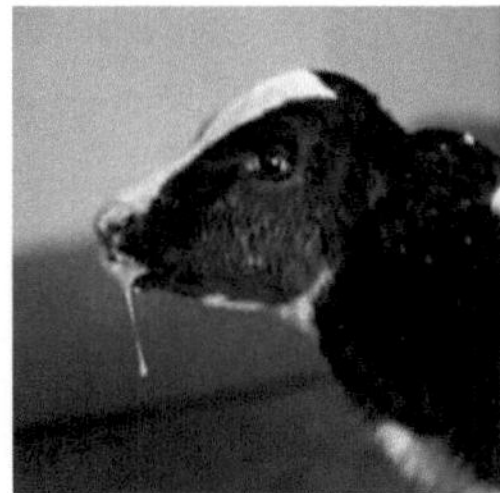

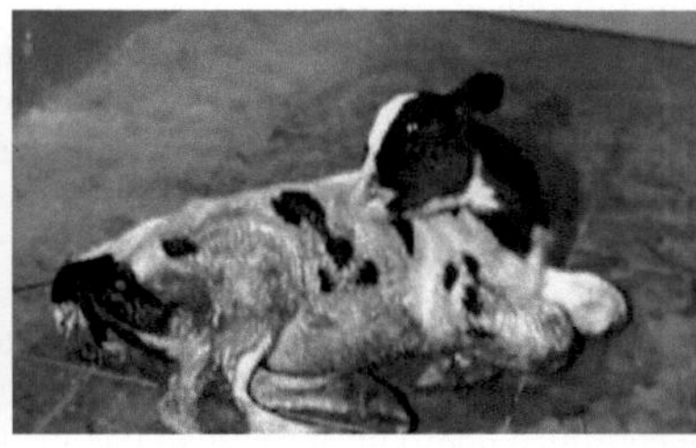

◄◄**Fig. 12.19** Ternero con sialorrea y rechinamiento de dientes. Reproducción experimental. Herpes encefalitis.

◄**Fig. 12.20** Ternero con sialorrea y rechinamiento de dientes y pleurostótonos. Reproducción experimental. Herpes encefalitis.

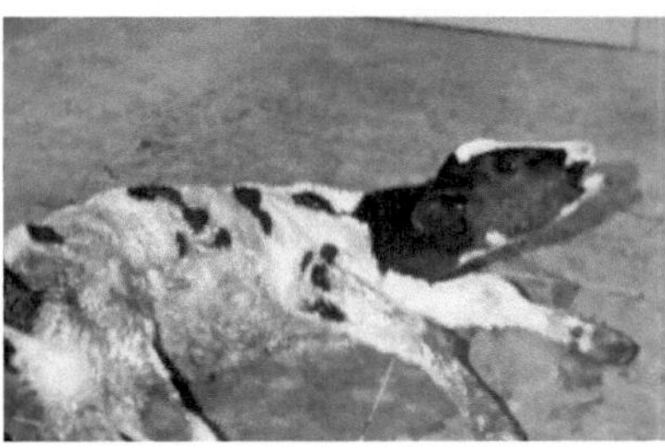

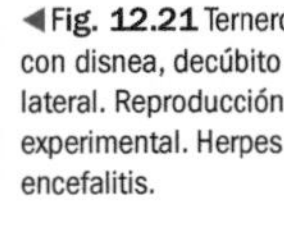

◄**Fig. 12.21** Ternero con disnea, decúbito lateral. Reproducción experimental. Herpes encefalitis.

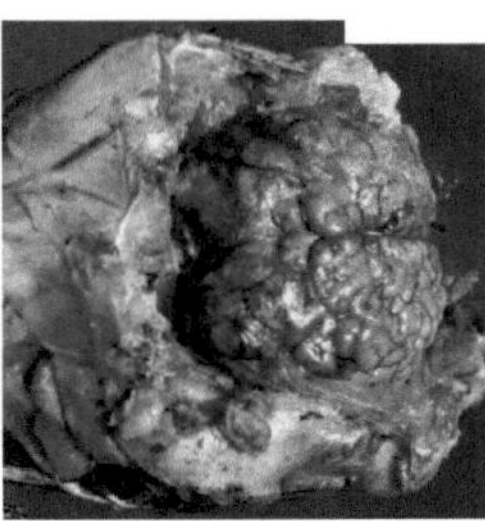

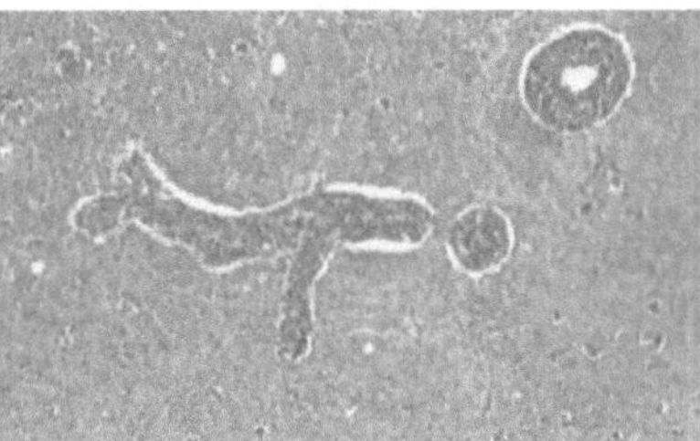

◄◄**Fig. 12.22** Lóbulos frontales con cambio de coloración y pérdida de consistencia. Herpes encefalitis.

◄**Fig. 12.23** Encefalitis no supurativa. Manguitos perivasculares con células mononucleares. H&E 100 X. Reproducción experimental. Herpes encefalitis.

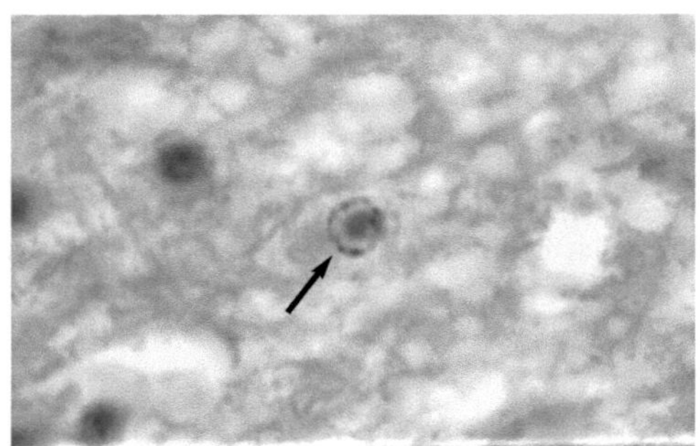

▶ **Fig. 12.24** Cuerpo de inclusión intranuclear en Astrocito. H&E 450 X. Herpes encefalitis.

El hallazgo de mayor significancia fue la observación de cuerpos de inclusión eosinofílicos intranucleares, Cowdry tipo A, en neuronas y astrocitos que aparecían ya sea, abarcando toda la superficie nuclear, o sino, rodeados por un halo periférico y con evidente marginación de la sustancia cromática (Fig. 12.25). En el examen ultramicroscópico se observaron partículas víricas intranucleares con estructura de Herpesvirus. El núcleo apareció agrandado con la cromatina acumulada alrededor de la membrana nuclear, en su interior se observaron partículas víricas con un diámetro de 80-100 nm y un perfil de tendencia hexagonal. Algunas partículas se presentaron vacías y otras contenían un núcleo o centro electrónico denso de aproximadamente 45 mm de diámetro (Fig. 12.26, 12.27, 12.28).[24,25]

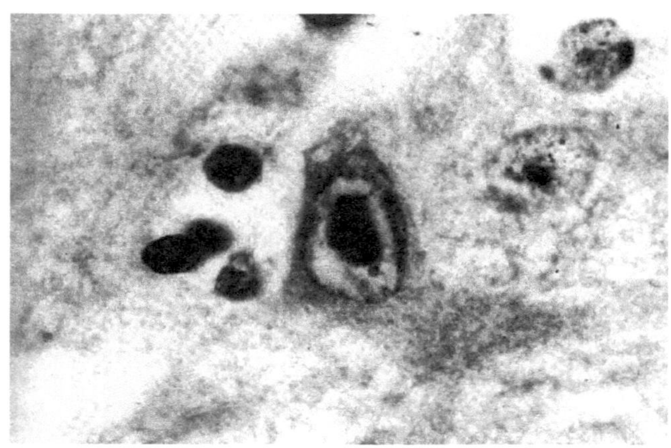

▶ **Fig. 12.25** Cuerpo de inclusión eosinofílico intranuclear, rodeado por un halo periférico y con evidente marginación de la sustancia cromática, en una neurona. Coloración H&E. 1.300 X.

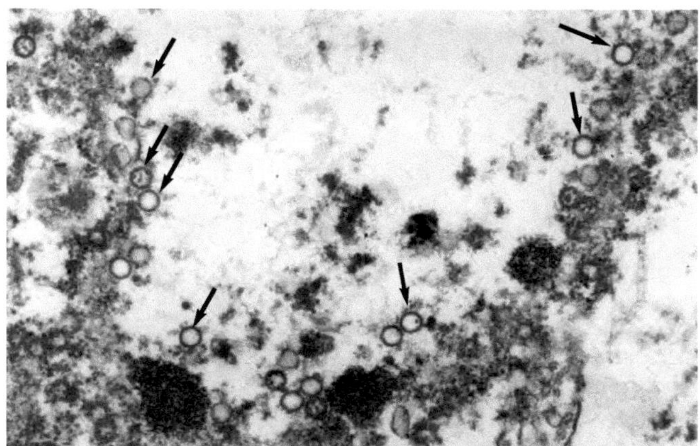

◀**Fig. 12.26** Partículas intranucleares de *Herpesvirus* (flechas) en una neurona de la Corteza cerebral. Nótese en alguna de ellas su perfil hexagonal. Examen ultramicroscópico[25] 12.000 X.

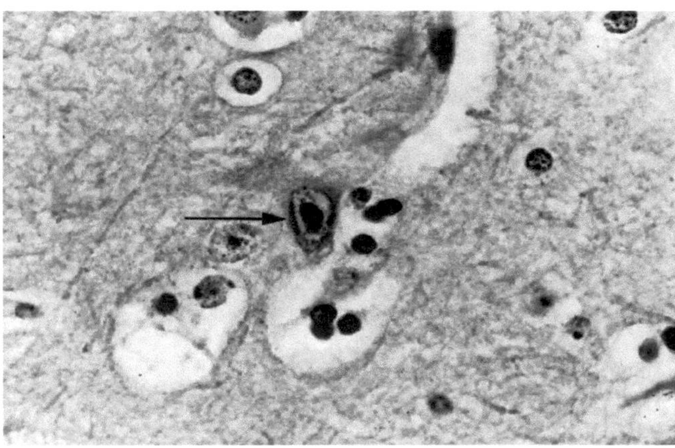

◀**Fig. 12.27** Cuerpo de inclusión intranuclear (flecha) en una neurona en degeneración. Herpes encefalitis[25]

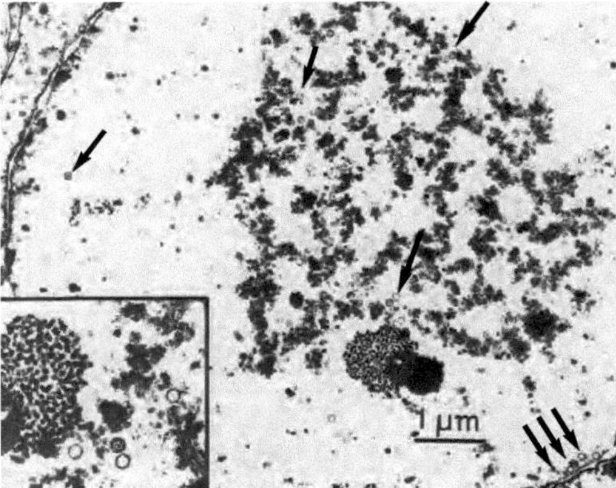

◀**Fig. 12.28** Ultra estructura de un cuerpo de inclusión intranuclear. La cromatina nuclear contiene partículas de herpesvirus (flechas); alunas ubicadas cerca de la membrana nuclear (flechas). 14.000 X.

Insert: Magnificación de las partículas de herpesvirus 28.500 X.[25]

B. Inflamaciones Supurativas

Meningo - encéfalo - mielitis - supurativas

a. Generales

❶ Meningitis supurativa

Producidas por infecciones bacterianas.[47,49,50]
Patogénesis: usualmente por vía hematógena

a. Las bacterias llegan por vía sanguínea a las meninges y crecen con facilidad e invaden las meninges (Fig. 13.1, 13.2).
b. Ocasionalmente por lesiones penetrantes y por extensión directa de la lesión. Puede haber coincidencia de poliartritis con meningitis.

Los microorganismos más comunes que producen meningitis supurativas son:
Streptococcus - Hemophilus suis en cerdos (Enfermedad de Glasser que cursa con poliserositis y poliartritis), *Streptococcus suis II* dando epidemias de meningitis en cerdos de días a 6 meses de edad. *Pasteurella spp - Micoplasma - Escherichia coli - Arcanobacterium spp.* en bovinos.[50] *Salmonella typhimurium* ha sido reportada como causante de meningitis crónica en Equinos, etc.[53]

Lesiones:
Macroscópicas: exudado de color cremoso amarillento observable en ventral del cerebro cubriendo la superficie basal del encéfalo (Fig. 13.5) o en dorsal de los hemisferios con aspecto congestivo (Fig. 13.2) o gelatinoso (Fig. 13.3, 13.4).
Microscópico: leptomeninges con exudado fibrinopurulento, infiltrado con polimorfonucleares neutrófilos y algunas células mononucleares. (Fig. 13.6, 13.7).[47,50]

▶**Fig. 13.1** Bazo de felino con abscesos múltiples. Septicemia por *Streptococcus spp.*

▶▶**Fig. 13.2** Meningitis supurativa. Infiltración de células inflamatorias de las meninges, con aspecto hemorrágico. *Streptococcus spp.*

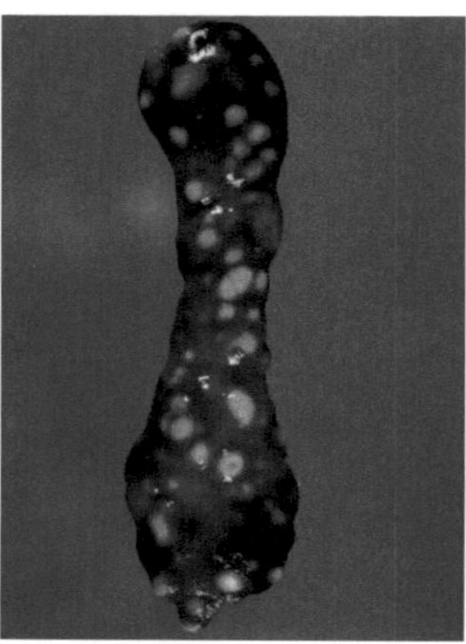

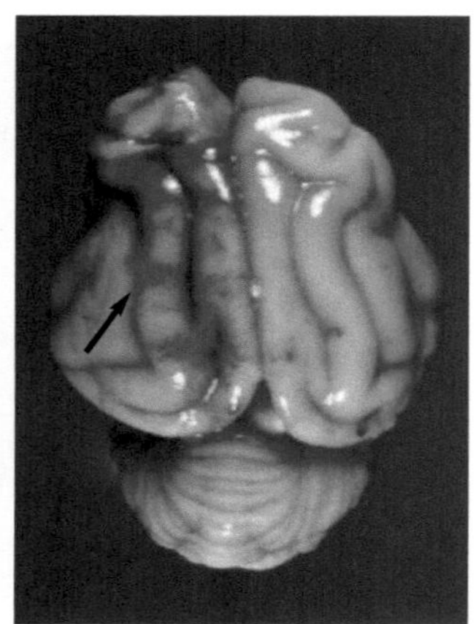

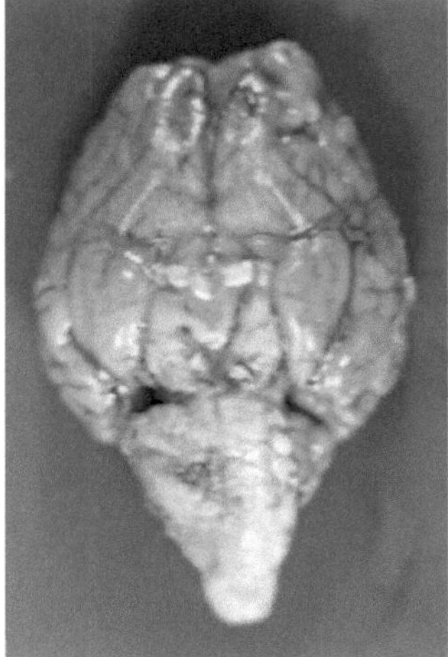

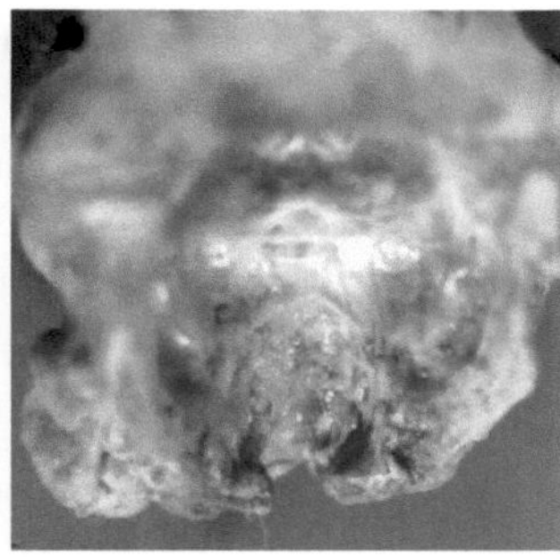

◄**Fig. 13.4** Meningitis supurativa. Obsérvese la presencia de exudado gelatinoso en la base del cráneo de la Fig. 13.3.

◄**Fig. 13.3** Meningitis supurativa, obsérvese el exudado gelatinoso en ventral del tallo cerebral *E. coli.*

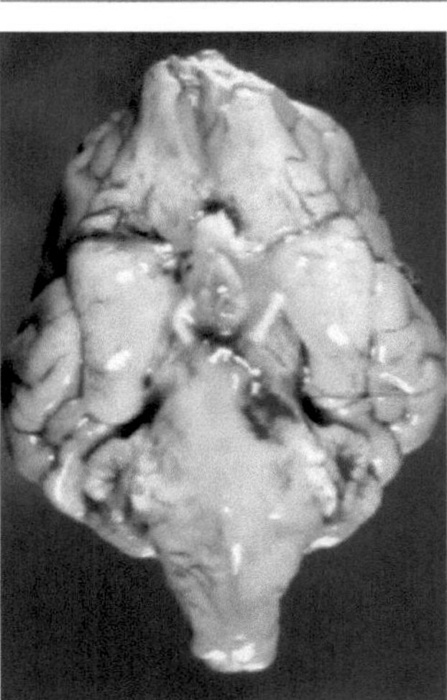

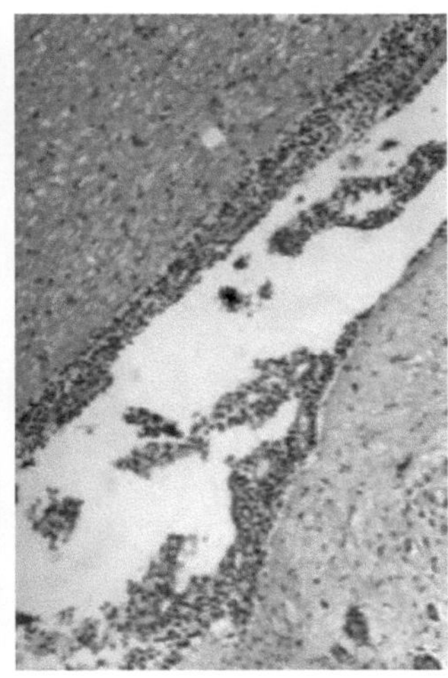

◄◄**Fig. 13.5** Meningitis supurativa, obsérvese el exudado cremoso amarillento en ventral del tallo cerebral *Pasteurella spp.*

◄**Fig. 13.6** Meningitis supurativa. Infiltración de células inflamatorias de las meninges. H&E 450 X.

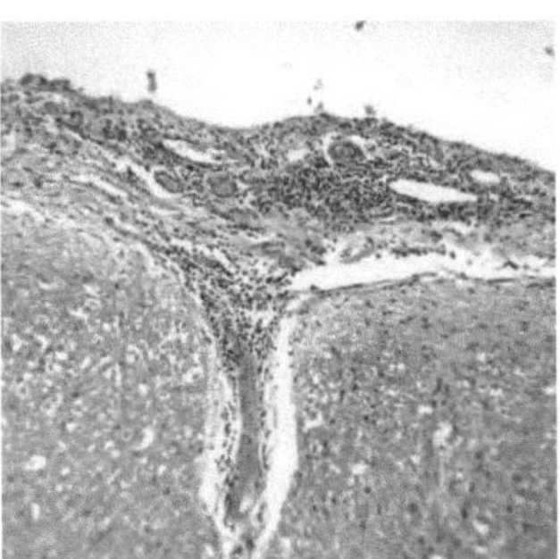

◄**Fig. 13.7** Meningitis supurativa. Infiltración de células inflamatorias, hiperemia de vasos sanguíneos H&E 250 X.

Curso: generalmente fatal. Buena respuesta al tratamiento con antibiótico si se aplica a tiempo.

Síntomas: no específicos, difusos, en etapas terminales postración, opistótonos, estado comatoso y ocasionalmente convulsiones.[50]

❷ Corioependimomeningitis

Es una afección más común en animales jóvenes, especialmente en terneros, desprotegidos, sin calostro. Se produce en infecciones con *E. coli* (Septicémica - Hemolítica), también *Pasteurella spp.*

Resulta de la localización de bacterias en los plexos coroideos, en ventrículos y meninges.[50]

Lesiones:
Meningitis supurativa.
Coroiditis supurativa.
Ependimitis supurativa. (Fig. 13.8).

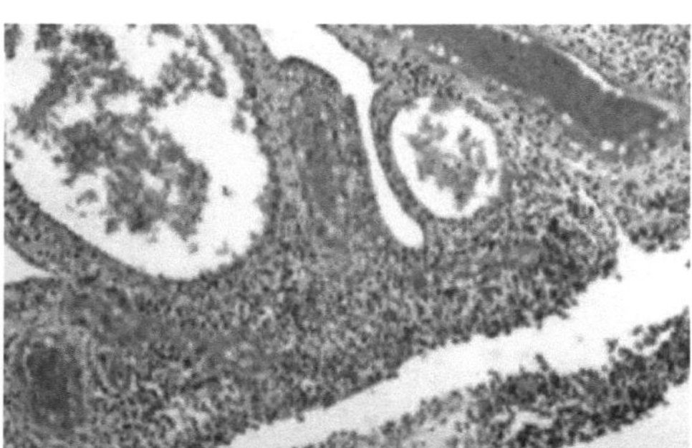

▶ **Fig, 13.8** Corioependimomeningitis. Infiltración de células inflamatorias e hiperemia en vasos sanguíneos de los plexos coroideos. Ternero. *E. coli.* H&E 250 X.

❸ Abscesos cerebrales

Causados por variedad de microorganismos. Se pueden originar por:

a. Embolismo.
b. Implantación directa.
c. Invasión directa.

Crecen lentamente y desarrollan una cápsula muy fina. Son generalmente fatales, es una lesión que ocupa espacio y produce sintomatología clínica progresiva y de acuerdo a su localización. (Fig. 13.9).[49,50]

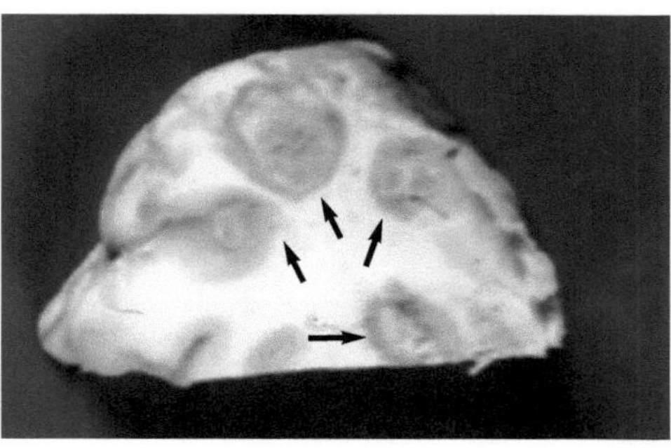

◀Fig. 13.9 Cerebro de bovino de 1 año con abscesos cerebrales. *A. pyogenes.*

En bovinos y ovinos - afectados por *Arcanobacterium pyogenes* (antes *Corynebacterium pyogenes*) como agente más común, contaminante de heridas de descorne.

En cerdos son importantes por el hábito de mordedura de la cola las meningitis (leptomeningitis fibrinosa) y mielitis ascendentes, que pueden cursar con abscesos en cuerpos vertebrales.

En equinos asociado a *Streptococcus equi,* los abscesos pueden ser simples o múltiples ubicados en cerebro.

Necesita de un foco primario en algún otro órgano o tejido, y luego se instala en el SNC.

Tanto la meningitis purulenta como los abscesos cerebrales son usualmente hematógenos en origen pero raramente concurren y generalmente se espera encontrar o meningitis solamente o un absceso solamente.[50]

b. Inflamaciones Supurativas Específicas

❶ Meningo encefalitis supurativa embólica o Meningo encefalitis supurativa tromboembólica

En castellano - METE
En inglés - TEME - (Thrombo embolic meningo encephalitis).

Esta enfermedad es causada por *Histophilus somni* (antes *Hemophilus somnus*), bacteria Gram negativa, y se caracteriza por embolismo cerebral y encefalitis.[45]

Producen:
- Septicemia.
- Embolismo cerebral.
- Encefalomielitis Supurativa Necrotizante.

METE: enfermedad aguda febril con síntomas nerviosos y fiebre alta. Generalmente ataca a bovinos alimentados en corral (Feed Lot).

Lesiones:

Macroscópicas: Hemorragias con focos de necrosis en cualquier área de cerebro y médula espinal. (Fig. 14.1, 14.2).

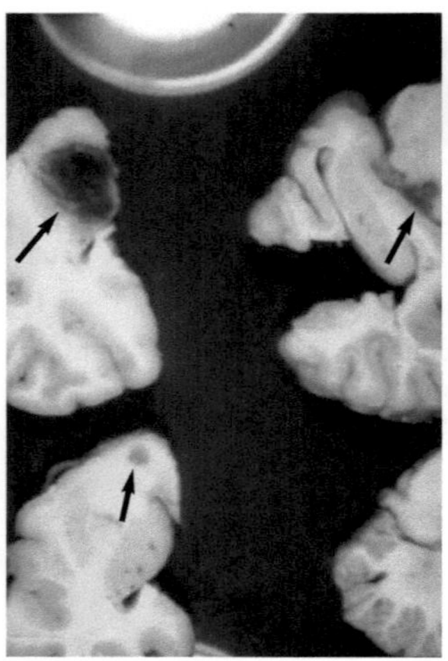

◀ **Fig. 14.1** Cortes coronales de cerebro. Obsérvense las hemorragias parenquimatosas METE.

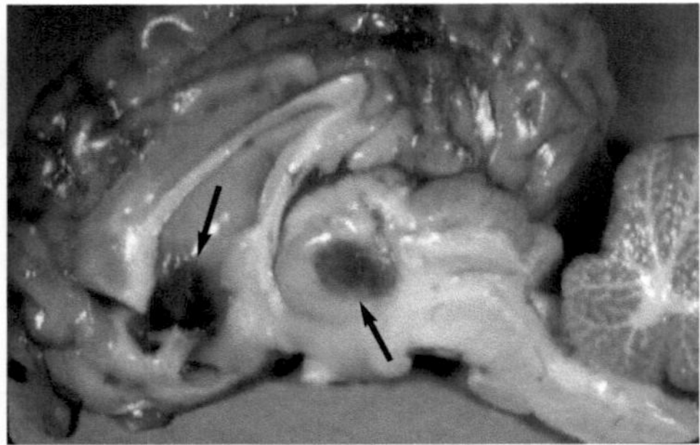

▲ **Fig. 14.2** Hemorragias parenquimatosas en ventrículo lateral y en cerebro medio. METE.

Microscópicas: Meningitis y encefalitis supurativa. Genera vasculitis con trombosis (Fig. 14.3, 14.4).
Numerosos polimorfonucleares en trombo y pared vascular.
Infarto hemorrágico.
Colonia de bacterias en el parénquima.
Áreas de necrosis con trombos vasculares con presencia de neutrófilos. (Fig. 14.4, 14.5, 14.6).

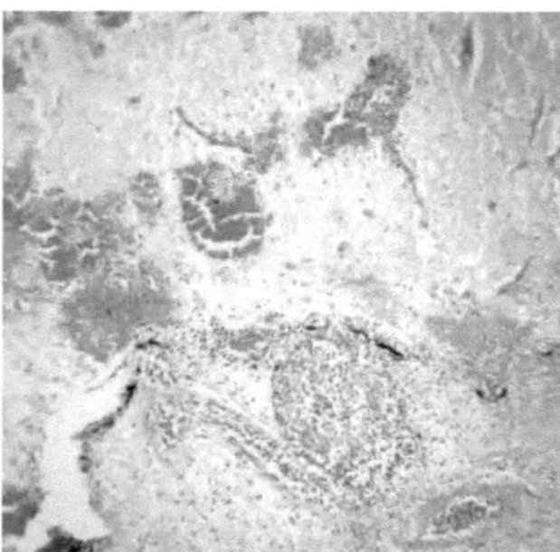

▶ **Fig. 14.3** Vasos sanguíneos con trombos fibrinosos en la luz METE H&E 250 X.

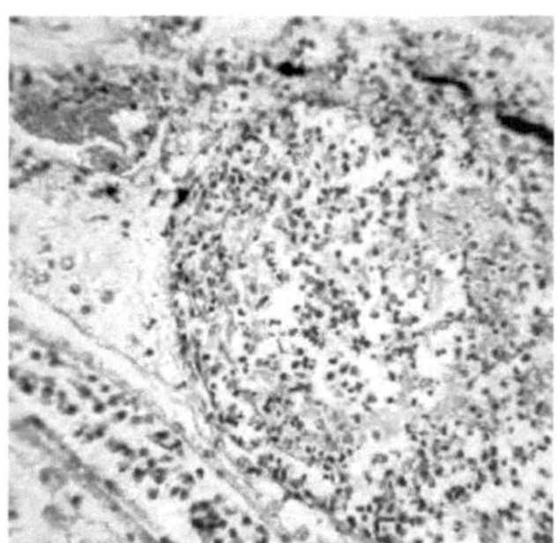

▶▶ **Fig. 14.4** Vasos sanguíneos con trombos fibrinosos en la luz, PMN y colonias bacterianas en la pared. METE H&E 450 X.

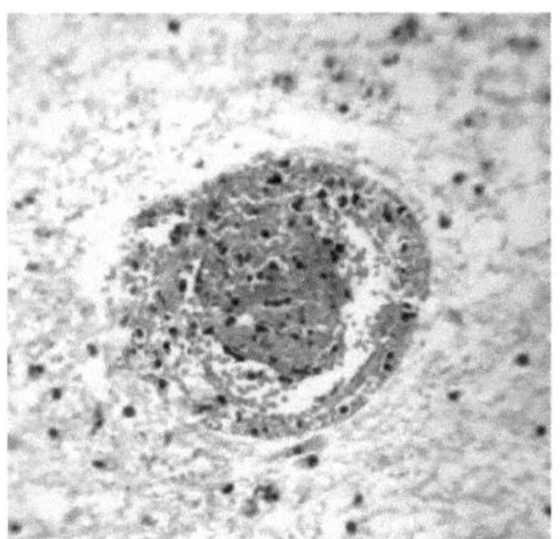

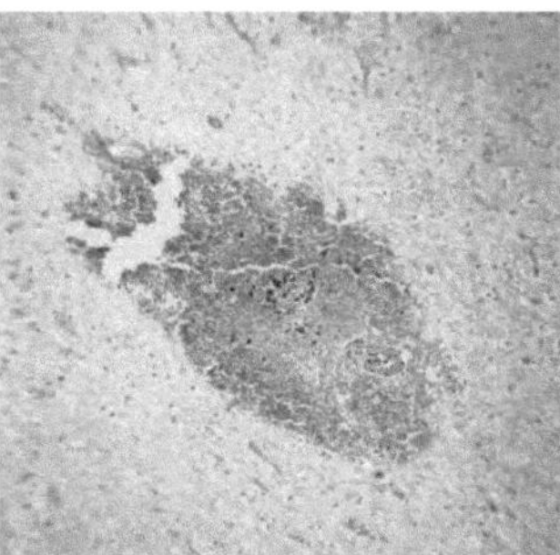

◄◄**Fig. 14.5** Vasos sanguíneos con trombos fibrinosos en la luz METE H&E 450 X.

◄**Fig. 14.6** Vasos sanguíneos con hemorragia perivascular y parenquimatosa METE H&E 250 X.

Diagnóstico diferencial

Con Listeriosis: la sintomatología es similar, no así la lesión que en Listeriosis es sólo microscópica, caracterizada por microabscesos.

Con Aspergilosis, Mucormicosis, *Fusobacterium necrophorum* que producen también lesiones embólicas y trombos.

❷ Listeriosis

Es una infección producida por una bacteria Gram + *Listeria monocytogenes* que afecta al hombre, animales domésticos y otras especies.[1,50]

Bacteria difícil de cultivar. Produce tres síndromes diferentes:

- Aborto.
- Septicemia (abscesos miliares).
- Encefalitis.

Asociado al consumo de silaje.

Clínicamente: en bovinos produce signos combinados de confusión y depresión, desvío de cabeza hacia un lado y desplazamiento en círculos, de allí que se la denomine "enfermedad circular", también se observa caída del pabellón de la oreja, del párpado y de los labios del mismo lado y puede haber parálisis de los músculos de la masticación y protrusión de lengua. El curso en bovinos es entre 4 y 14 días y generalmente ataca animales adultos, ocasionalmente animales jóvenes (terneros y corderos). Afecta bovinos, ovinos y cabras.[49,50]

Lesión:

No se observa lesión macroscópica, sólo lesión microscópica con afinidad por el tallo cerebral (**microabscesos**) con polimorfonucleares (PMN). (Fig. 15.1, 15.2, 15.3). Severo en médula y bulbo raquídeo caracterizados por: Encefalitis supurativa y Meningitis no supurativa. La infección es por vía neurógena - vía nerviosa (V y/o VII par craneanos).[49,50]

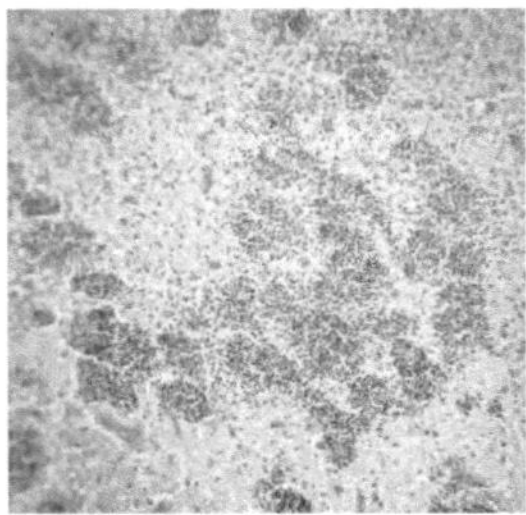

▲ **Fig. 15.1** Microabscesos en parénquima cerebral. Listeriosis H&E 150 X.

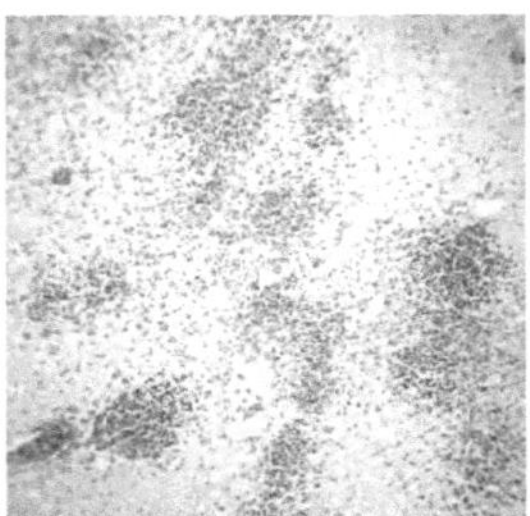

▲ **Fig. 15.2** Microabscesos en parénquima cerebral. Listeriosis H&E 250 X.

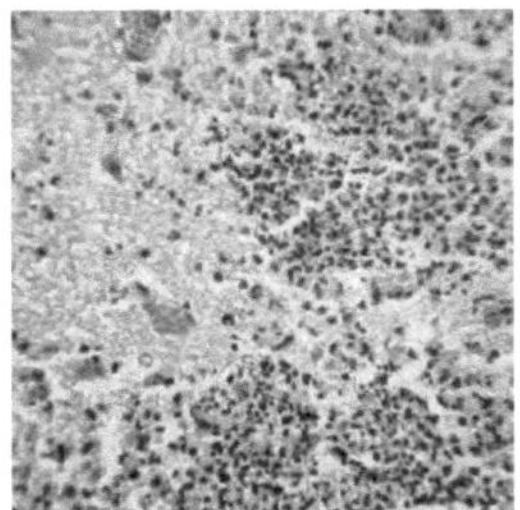

▲ **Fig 15.3** Microabscesos en parénquima cerebral. Listeriosis H&E 450 X.

❸ Inflamaciones granulomatosas

Este grupo de infecciones granulomatosas son producidas, entre otras causas, especialmente por tuberculosis y agentes micóticos. Están relacionadas debido a que manifiestan reacciones similares en el huésped y se caracterizan por la formación de granulomas infecciosos.[49]

Tuberculosis

Microscópicamente la lesión tuberculosa se caracteriza por la formación de tubérculos, (granulomas) con células epitelioides, células gigantes tipo Langhans, con una temprana caseificación central y calcificación (Fig. 16.1, 16.2, 16.3) y luego extensión del proceso. La lesión tuberculosa puede encontrarse en el cerebro, cerebelo, cerebro medio, bulbo y en las meninges. (Fig. 16.4, 16.5).

Macroscópicamente la lesión se caracteriza por la formación de nódulos de diferentes tamaños ubicados en las meninges o en el parénquima cerebral que al corte pueden tener aspecto caseoso. (Fig. 16.4, 16.5).

▶ **Fig. 16.1** Meniges con inflamación granulomatosa, presencia de un granuloma tipo tuberculoide con necrosis caseosa, calcificación distrófica y células gigantes de Langhans H&E 150 X.

▶▶ **Fig. 16.2** Porcino Meningitis granulomatosa Cerebro H&E 250 X. Tuberculosis.

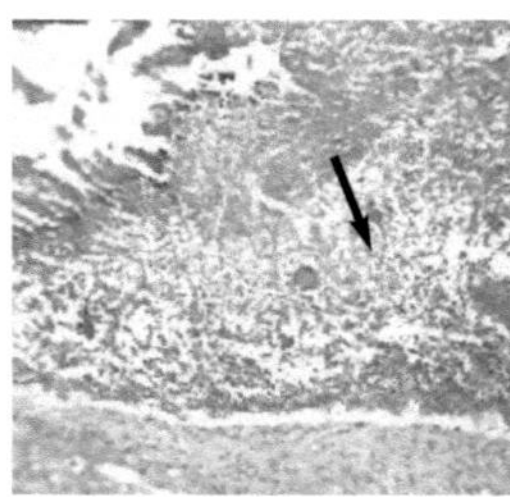

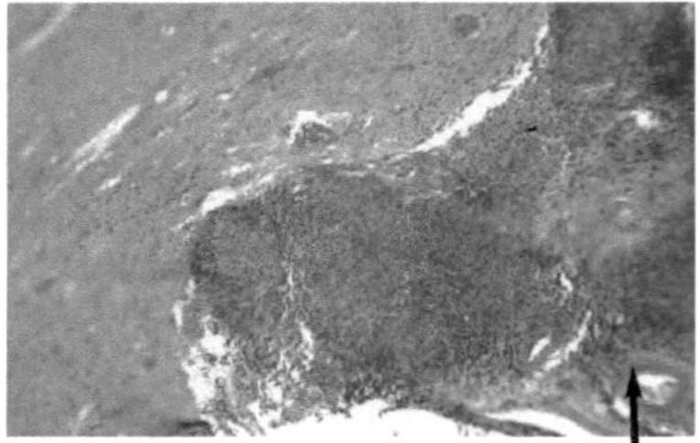

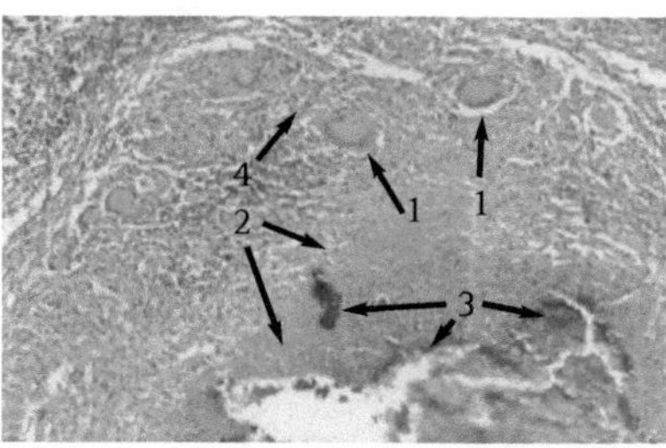

◄Fig. 16.3 Meningitis granulomatosa, abundantes células de Langhans (1), necrosis caseosa (2), calcificación distrófica (3) y células epitelioides (4). H&E 250 X.

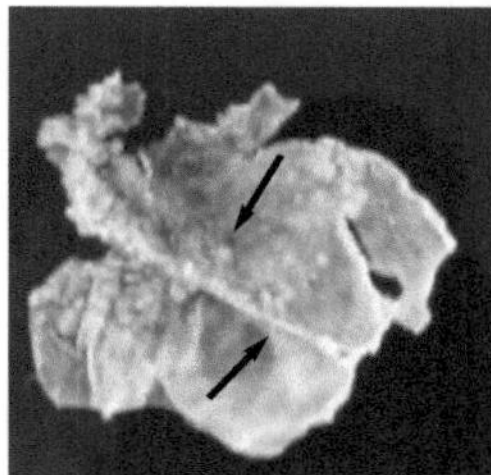

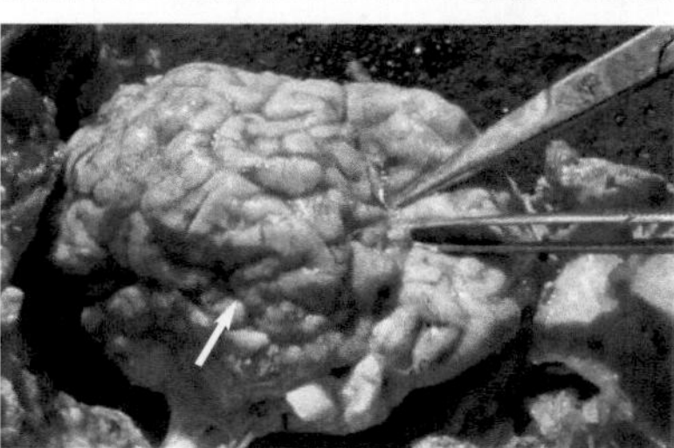

◄◄Fig. 16.4 Meninges con granulomas. Tuberculosis en bovino.

◄Fig. 16.5 Meningitis granulomatosa afectando la duramadre. Tuberculosis en bovino.

Cryptococcosis ***(Cryptococcus neoformans)***

Cryptococcosis en animales afecta los pulmones principalmente porque la ruta de infección por vía inhalatoria es la más común (Fig. 16.6). El *Cryptococcus neoformans* parece tener una predilección por localizarse en meninges, cerebro y médula espinal (Fig. 16.7). El mecanismo del tropismo no es conocido, pero la Cryptococcosis parece ser la afección micótica más importante del sistema nervioso de animales y del hombre.[47] El organismo es ovoide con una gruesa pared rodeada por una cápsula gelatinosa, PAS positiva. (Fig. 16.8). Se encuentra libre en los tejidos o dentro de los macrófagos.

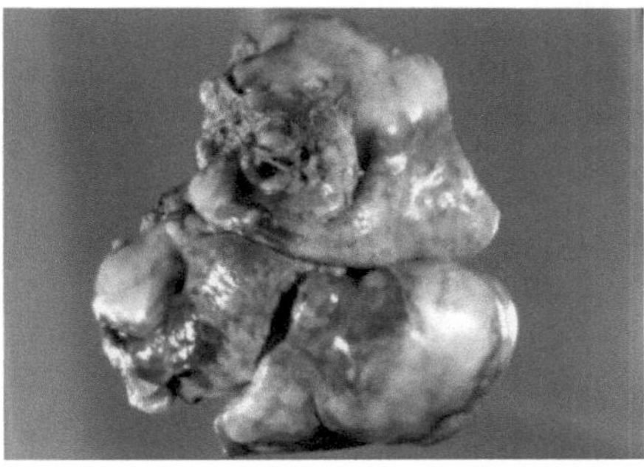

◄Fig. 16.6 Pulmón de pecarí afectado con *Cryptococcus neoformans*.

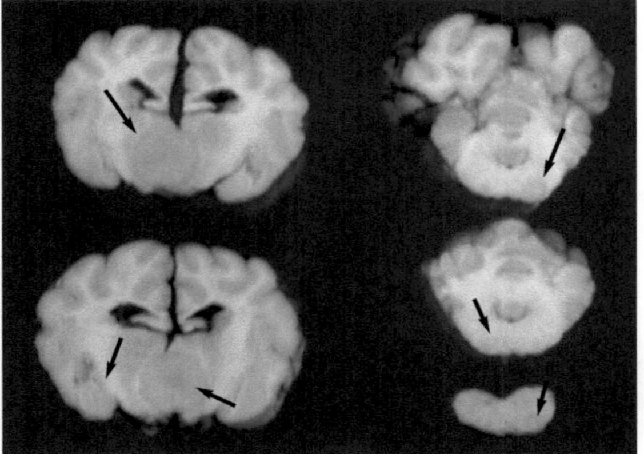

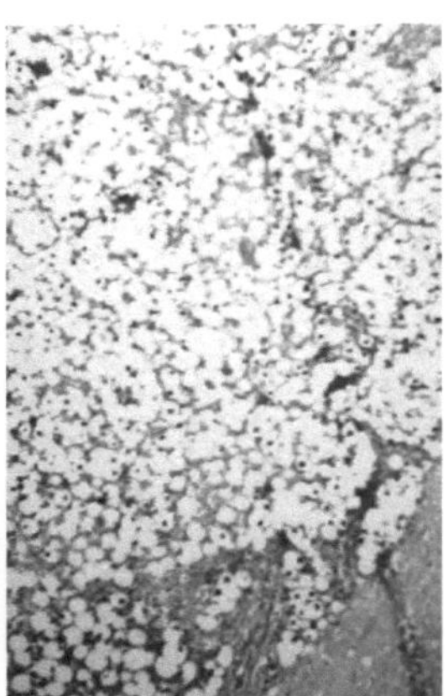

▲ **Fig. 16.7** Nódulos granulomatosos en SNC (flechas). Cryptococcosis, pecarí.

▲ **Fig.16.8** . Cryptococcosis. Sección histopatológica de cerebro, pecarí, PAS (+) 450 X.

Coccidioidomycosis

El organismo causante es el hongo *Coccidioides inmitis* que podría estar en la tierra y la inhalación de esporas produce la iniciación de la enfermedad en los animales y en el hombre.[49]

En los animales la enfermedad usualmente se presenta como una forma crónica progresiva, aunque ha sido reconocida una inaparente infección pulmonar en bovinos.[49]

En el sistema nervioso produce una meningo encefalitis granulomatosa.

La lesión microscópica se caracteriza como encefalitis granulomatosa y/o meningitis granulomatosa con el aspecto y características típicas de una inflamación granulomatosa (células epitelioides, necrosis caseosa, células gigantes y calcificación distrófica) todos estos cambios pueden estar presentes u observarse solamente la presencia de células epitelioides.[49]

II Malacias

Proceso de necrosis y licuefacción del tejido nervioso central[62]

Terminologías

- Encefalomalacia: cuando la malacia afecta al cerebro.
- Polioencefalomalacia: cuando la malacia afecta la sustancia gris del cerebro.
- Leucoencefalomalacia: cuando la malacia afecta la sustancia blanca del cerebro.
- Mielomalacia: cuando la malacia afecta a la médula espinal.

La causa más común para producir malacia es: anoxia, las neuronas son muy sensibles a la falta de oxígeno. La susceptibilidad a la falta de oxígeno expresada de mayor a menor se detalla en el siguiente esquema:

Neuronas - oligodendrocitos - astrocitos - microglía - vasos sanguíneos[43]

Menos resistentes ⟶ más resistentes

❶ Infarto Cerebral

El infarto cerebral en animales tiene una secuencia de alteraciones comparable al proceso de infarto cerebral en el hombre.[43]

Hasta 12 horas de falta de oxígeno. No habrá cambios observables al microscopio óptico.

A las 12 horas
- Edema.
- Neuronas y glía se notan los núcleos picnóticos.

2 días
- Las neuronas y la glía se presentan necróticas.
- Comienzan a desintegrarse.

- Aparecen numerosas células "espumosas" (células de Gitter).
- Macrófagos entran en la lesión.
- Hipertrofia del endotelio vascular.

2 semanas
- Todo el tejido nervioso se muestra desintegrado.
- Se pierden estructuras, aparecen numerosas células de Gitter "espumosas".
- Marcada hipertrofia de endotelios vasculares.
- Durante las subsecuentes semanas las células "espumosas" limpian el área, remueven los restos y aparece cierta proliferación de astrocitos que van tratando de cicatrizar la lesión.

1-4 meses
- Cavitación y cicatrización astrocítica alrededor. (Fig. 17.1, 17.2).[43,62]

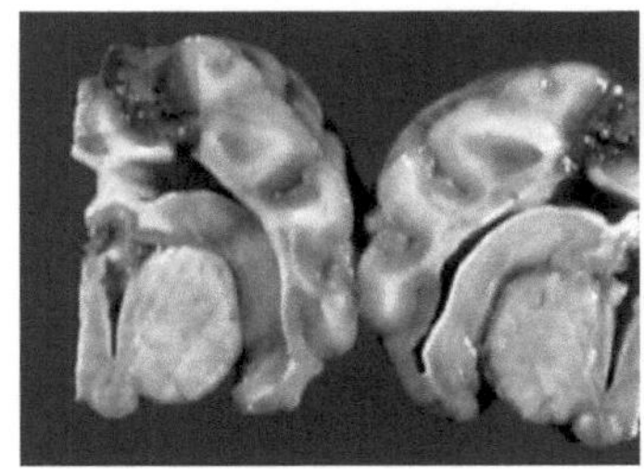

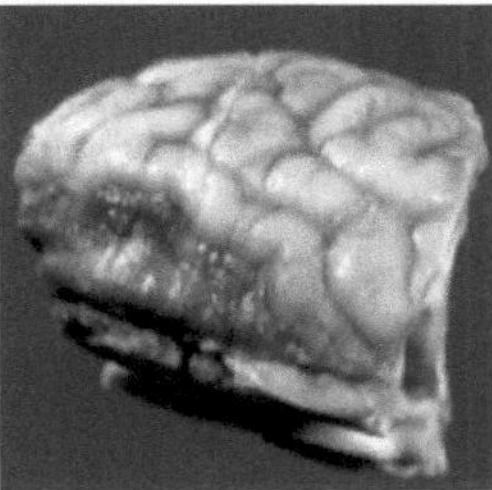

◄◄**Fig. 17.1** Bovino. Corte coronal del hemisferio cerebral, hemorragia e infarto en corteza.

◄**Fig 17.2** Bovino. Infarto cerebral. Corteza cerebral mostrando cambio de coloración en ventral y con aspecto deprimido.

❷ Polioencefalomalacia en Bovinos y Ovinos (PEM)

Etiología desconocida. Se sugiere deficiencia de tiamina por presencia de tiaminasas en el alimento.[36,37,38]

Patogénesis se desconoce precisamente, hay diversas hipótesis: ¿Edema?, ¿Isquemia?, ¿Anoxia?, ¿Toxina?[36]

Los primeros casos en el país fueron descriptos en el sudeste de la provincia de Buenos Aires (Balcarce).[18] Afecta más a animales jóvenes.[18]

Síntomas
Amaurosis - depresión.
Apoyan cabeza en obstáculos, no comen, no beben, rechinamiento de dientes, incoordinación, decúbito, coma y muerte (Fig. 17.3, 17.4, 17.5).

Curso
2-10 días. Morbilidad 2-5%. Letalidad alta, casi el 100%, pudiéndose observar en algunos casos cierta recuperación si se instaura el tratamiento con tiamina tempranamente cuando empiezan los primeros síntomas.

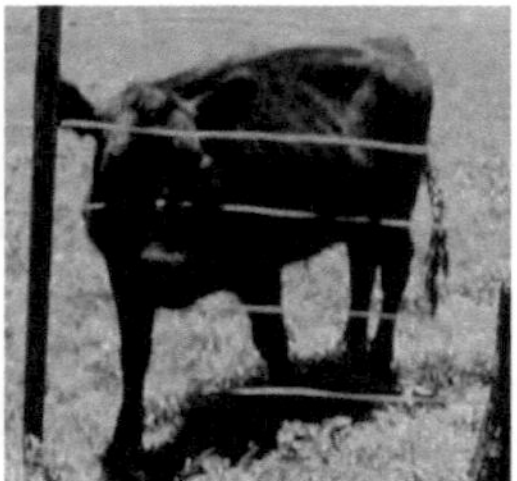

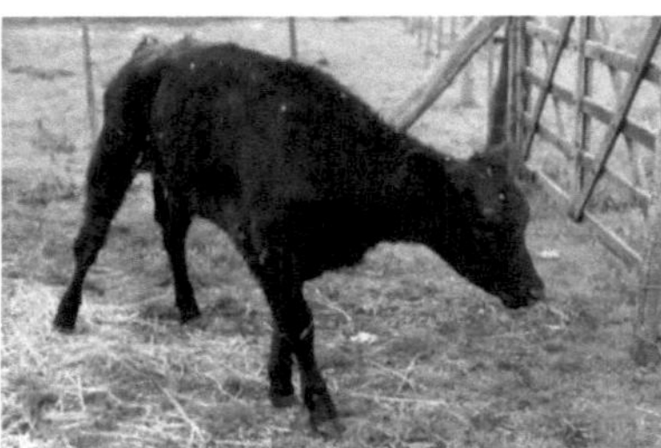

▶ **Fig.17.3** Bovino con signos de presión cefálica (Fronto presión) y amaurosis (ceguera).

▶▶ **Fig. 17.4** Bovino con adelgazamiento, incoordinación, ataxia y depresión.

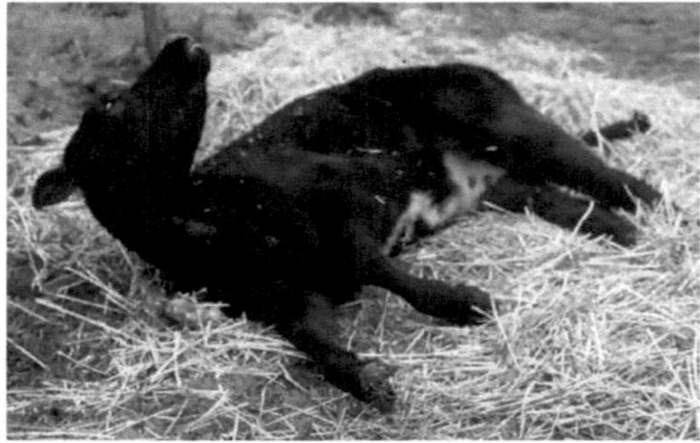

▶ **Fig. 17.5** Bovino decúbito lateral con pleurostótonos, en estado de coma previo a la muerte.

Lesiones:

Macroscópicas

- Necrosis cortical. Color hemorrágico y/o amarillento en la corteza cerebral con notable pérdida de consistencia. (Fig. 17.6, 17.7). En lesiones avanzadas puede presentarse hemorragia y cavitación. (Fig. 17.8).

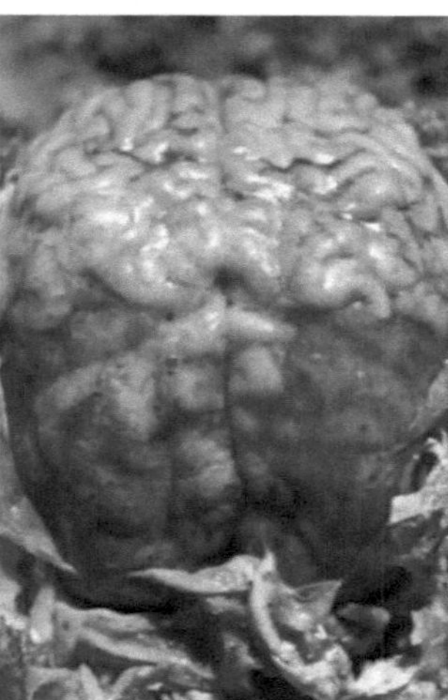

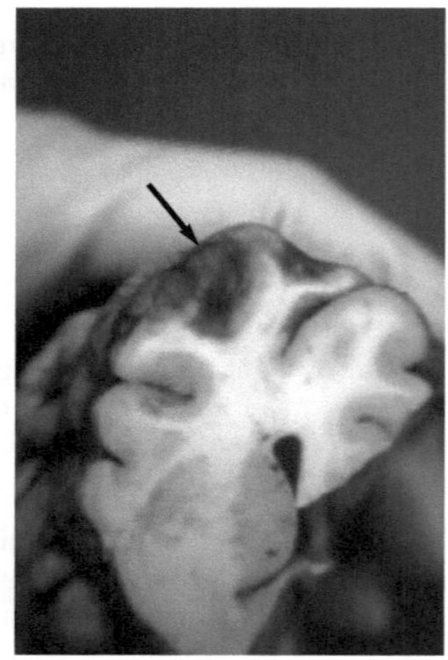

▶ **Fig. 17.6** Cerebro de bovino con lóbulos frontales con coloración más oscura, de distribución simétrica y pérdida de consistencia. PEM.

▶▶ **Fig. 17.7** Corte coronal de cerebro de bovino, nótese el cambio de coloración a nivel de la sustancia gris, color amarillenta, área de malacia. PEM.

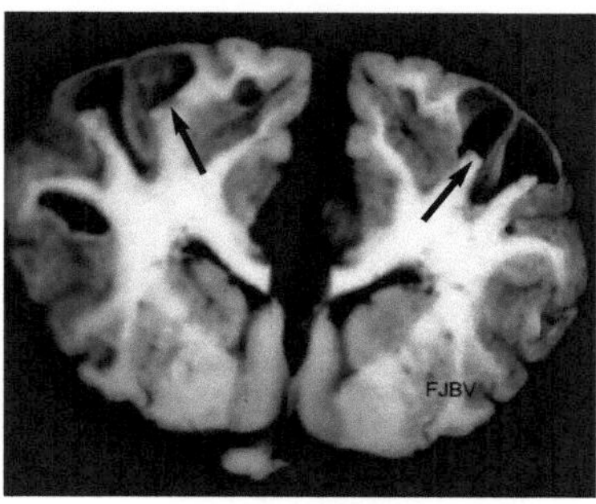

◄ **Fig. 17.8** Lesión crónica de PEM. Necrosis cortical y cavitación.

- Las lesiones presentan una distribución ligeramente simétrica, distribuida al azar desde corteza frontal a occipital.

Patogénesis sugerida

Dos tiaminasas:

- Tiaminasa I: aportada por *Bacillus tiaminoliticus, Clostridium sporogenes* (requiere cosubtrato).
- Tiaminasa II: Hidrolasa - *Bacillus aneuromilolítico* - no requiere subtrato - actúa por sí sola.

La presencia de cualquiera de estas dos tiaminasas produce agotamiento de disponibilidad de tiamina. Pero con la tiaminasa I se puede además formar compuestos antitiamínicos tal como el **delta pirrolinum** que tiene la capacidad de inhibir "in vitro" la utilización de oxígeno en el tejido cerebral. No está aún bien aclarado si las lesiones son producidas por una deficiencia simple de tiamina o si necesita además la presencia de sustancias tales como el **delta pirrolinum** para agravar la anoxia cerebral y la consecuente malacia. También estarían involucrados los Sulfatos (concentraciones mayores al 0,4% de S en materia seca) como agentes agravantes.[28,36,37,38,68]

Lesión Microscópica:

- Necrosis de neuronas y glía.
- Malacia.
- Microglía invade la lesión.
- Hipertrofia de capilares (Fig. 17.9).
- Células espumosas - "Gitter cells." (Fig. 17.10, 17.11).
- Cavitación.

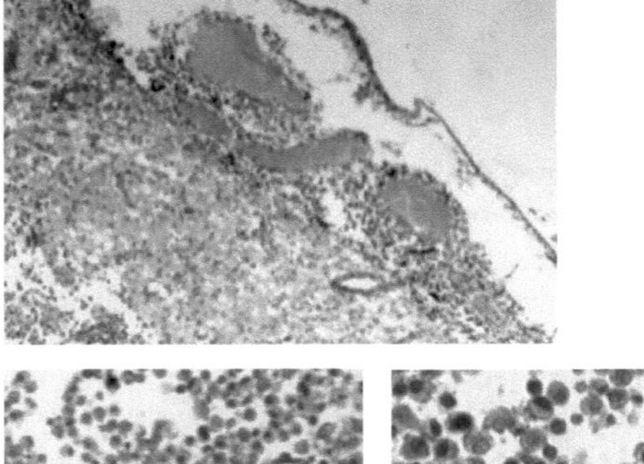

▶ **Fig. 17.9** Corte de corteza cerebral de bovino, marcada vascularización y pérdida de parénquima cerebral. Área de malacia en sustancia gris. PEM H&E 250 X.

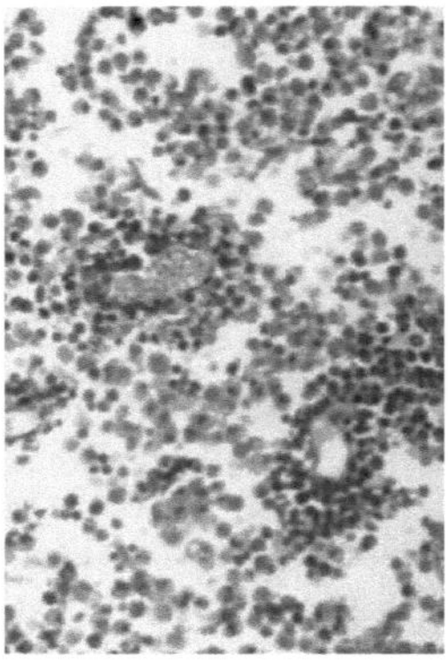

▶ **Fig. 17.10** Área de malacia con abundantes células de Gitter, marcada presencia de vasos sanguíneos y manguitos perivasculares PEM. H&E 450 X.

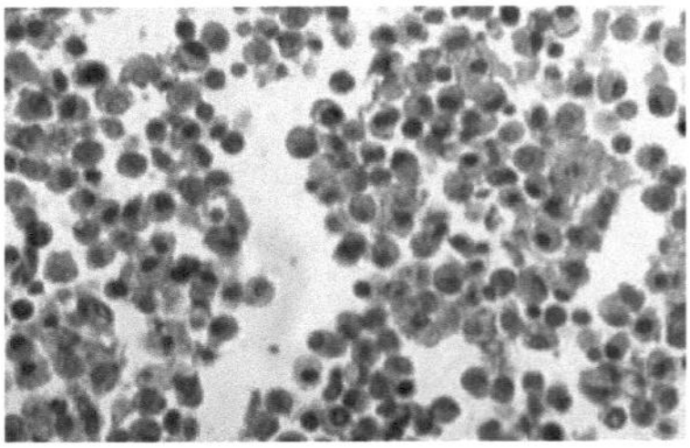

▲ **Fig. 17.11** Células de Gitter, lóbulo frontales con pérdida de estructura. PEM. H&E 1.000 X

En alguno de los casos de Balcarce (Provincia de Bs. As.) se observaron prominentes manguitos vasculares con abundantes células mononucleares. Este hallazgo motivó que los estudios se orientaran hacia una posible etiología vírica demostrándose posteriormente que efectivamente ciertos casos de posible PEM eran encefalitis víricas producidos por el virus herpes.[18,24,25]

Tal situación nos llevó a intentar la reproducción experimental con Amprolium (coccidiostático, anti tiamina) - 100 mg x kg de peso vivo durante 45 a 60 días. Se obtuvo la reproducción experimental en terneros, pero con una lesión descolorida, fría, con pocas células mononucleares, muy diferente a los casos vistos en Balcarce y posteriormente en otros lugares y que fueran asociados a IBR (Rinotraqueítis Infecciosa Bovina), con una reacción celular más agresiva, con gruesos y severos manguitos vasculares, con numerosas células mononucleares, neuronofagia y cuerpos de inclusión (Fig. 12.13, 12.14, 12.16, 12.17 de pág. 64, 65).[9,18,24,25]

③ Polioencefalomalacia por Anoxia Generalizada

En el hombre y en el perro. Arresto cardíaco por cirugía. Tres minutos y medio produce lesión de malacia.[50,62]

④ Nigropalidaencefalomalacia

Esta afección ocurre en caballos intoxicados con el cardo o abrepuño *"Centaurea soltitialis"* (Fig 18.1) en California, (EEUU) *"Centaurea repens"* en Colorado, (EEUU).[30,40,49,50]

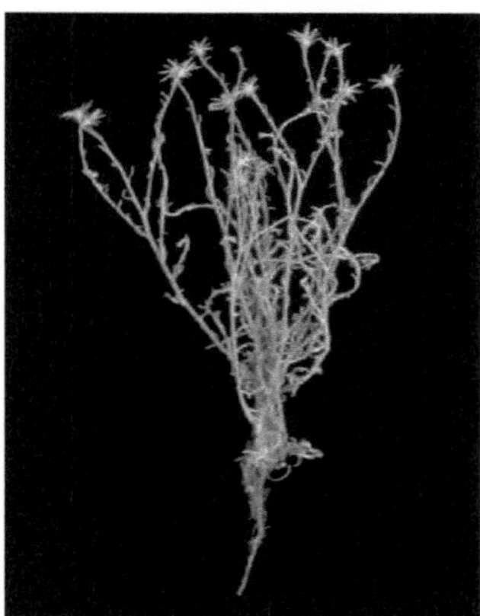

◀ **Fig. 18.1** Abrepuño *Centaurea soltitialis.*

Afecta sustancia nigra (S.N.) y núcleo globus pallidus (G.P.) en el cerebro (Fig 18.2).

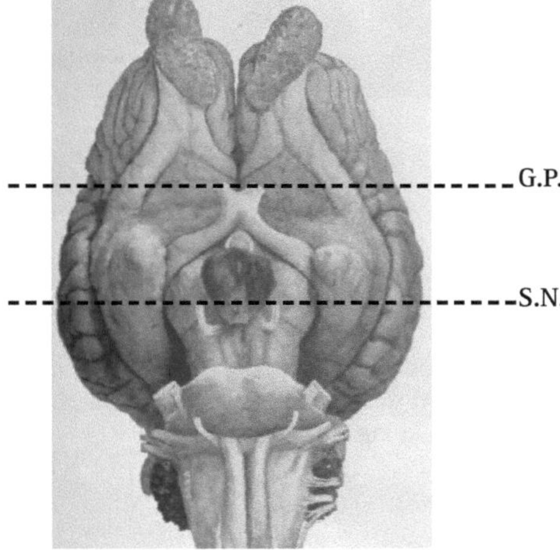

◀ **Fig. 18.2** Esquema del cerebro visto desde la cara ventral.

G.P. Corte en frontal del Quiasma óptico, globus pallidus.

S.N. Corte entre Pituitaria y III Nervio Craneano, sustancia nigra.

Descripta en Argentina (oeste de la provincia de Buenos Aires), sucede en verano y a fines de otoño.[19]

Clínica

- Síntomas de depresión, no comen, no beben (Fig. 18.3).
- Dificultad en la prehensión de alimentos, incoordinación de los labios y la lengua. (Fig. 18.4, 18.5).
- Letalidad: 100%, la muerte ocurre por deshidratación e inanición o enfermedades intercurrentes.

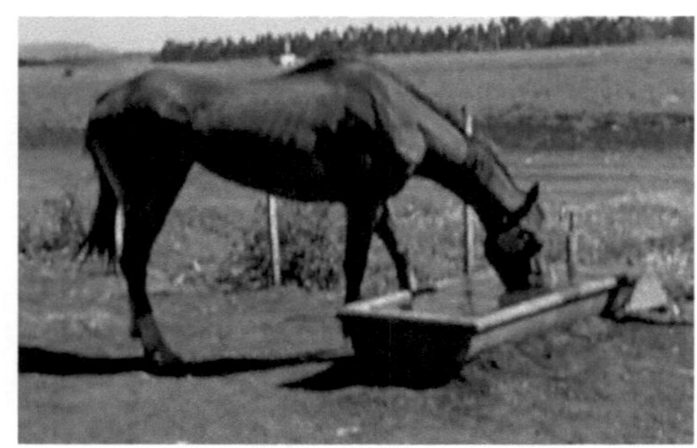

► **Fig. 18.3** Equino con mal estado general y con severa incapacidad para tomar agua.

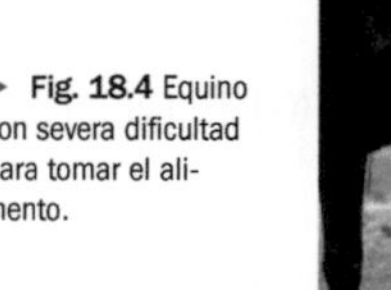

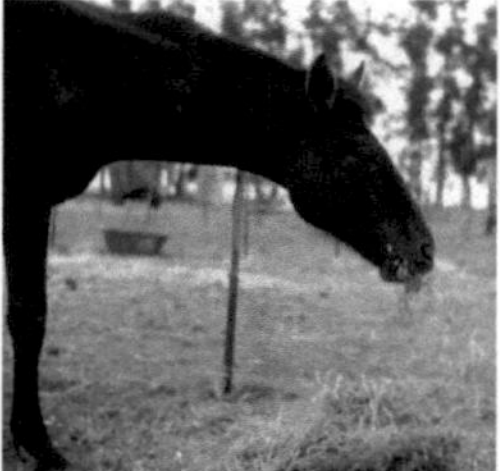

► **Fig. 18.4** Equino con severa dificultad para tomar el alimento.

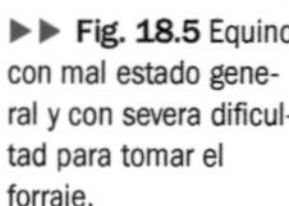

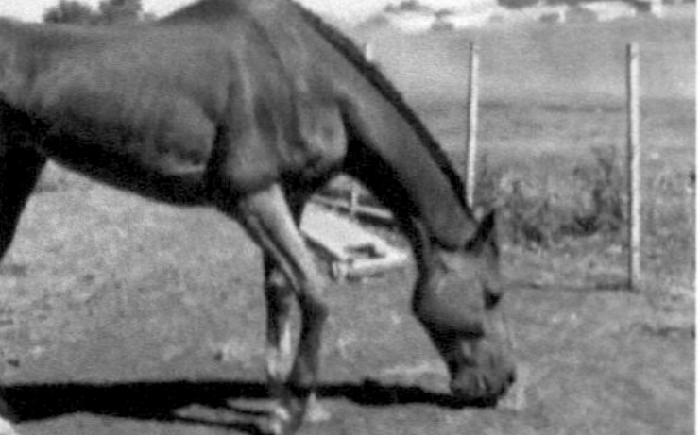

►► **Fig. 18.5** Equino con mal estado general y con severa dificultad para tomar el forraje.

Macroscópico

- Lesiones de malacia que pueden observarse claramente en dos áreas.
- Globus pallidus (GP) y sustancia nigra (SN) (Fig. 18.2, 18.6, 18.7, 18.8).
- Se puede diagnosticar a campo, tomando en cuenta la historia clínica, la presencia de abrepuño (Fig. 18.1) y las lesiones macroscópicas en las áreas anatómicas descriptas en la Fig. 18.2, 18.6, 18.7, 18.8.

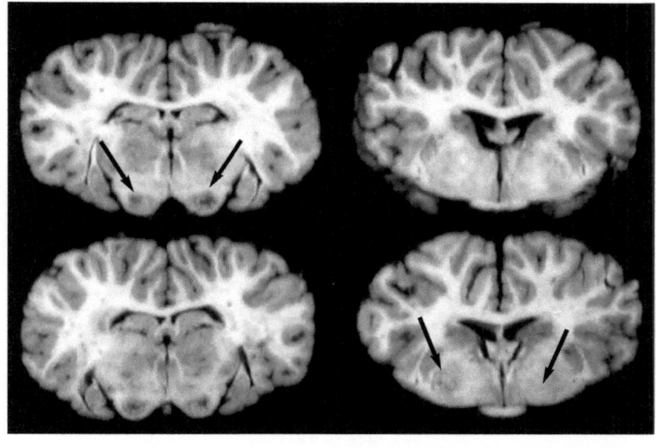

◄Fig 18.6 Cortes coronales del cerebro, señalando las distintas áreas de malacia en globus pallidus y sustancia nigra.

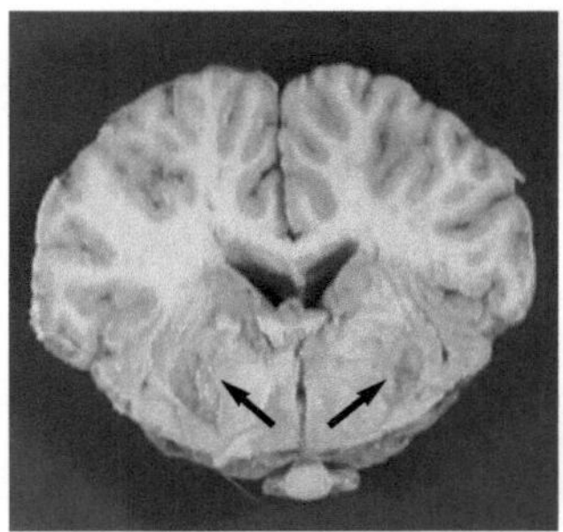

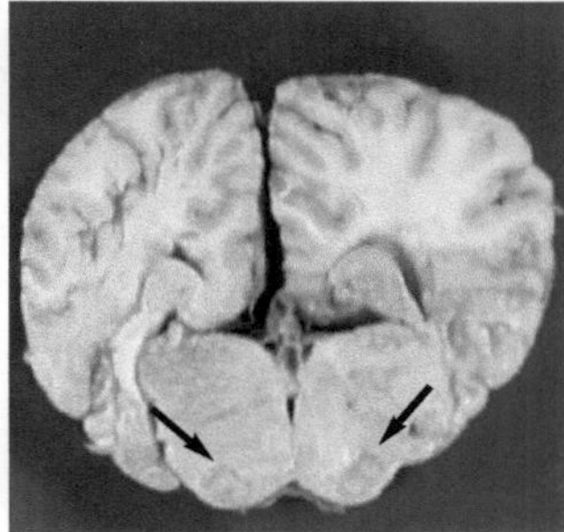

◄◄Fig. 18.7 Corte coronal del cerebro a la altura del globus pallidus mostrando malacia.

◄Fig. 18.8 Corte coronal a la altura de la sustancia nigra mostrando malacia.

Microscópica

♦ Típica lesión de malacia con cavitación y células espumosas.[30,40]

❺ Encefalomalacia Simétrica Focal

Asociada con enterotoxemia por *Clostridium perfringens* tipo D en ovinos y por *Escherichia coli* en cerdos (Enfermedad de los Edemas).

Cuando se retarda la muerte además de los síntomas de enterotoxemia aparecen síntomas nerviosos, la toxina afecta el SNC y produce la lesión degenerativa en los vasos sanguíneos provocando una salida de líquido de los vasos, principalmente en los capilares, dando como consecuencia edema y necrosis en el parénquima.[23, 62,74]

Síntomas: Enfermedad generalmente aguda, con signos de presión cefálica, opistótonos, coma y rápida muerte. (Fig. 19.1).

Además de las lesiones hemorrágicas en los intestinos (Fig. 19.2) y riñones puede producir lesiones de polio y/o leuco encefalomalacia bilateral, simétrica, edema y hemorragia en el SNC.[23,74]

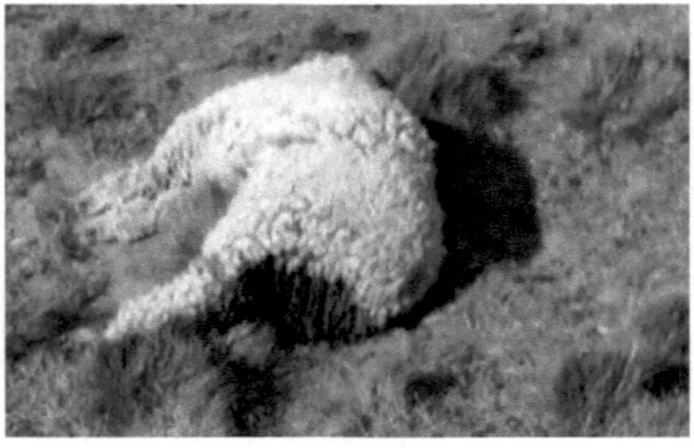

▲ **Fig. 19.1** Ovino fallecido en decúbito lateral. Con evidente diarrea. Enterotoxemia.

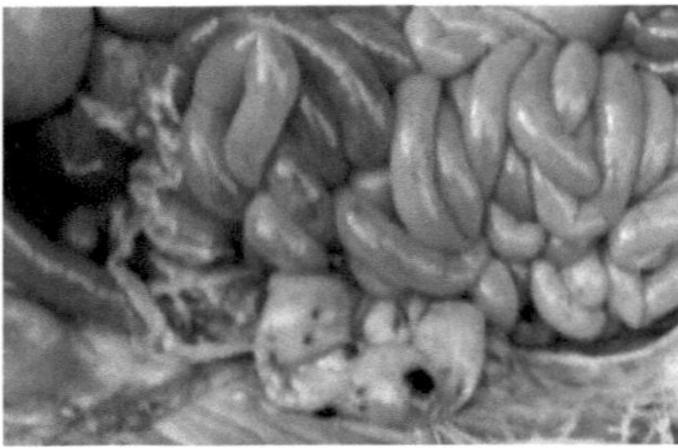

▲ **Fig. 19.2** Intestino con escaso contenido, distendido por gas y con hemorragias en la subserosa. Enterotoxemia.

Afectando: cápsula interna - tálamo - cerebro medio- cerebelo- sustancia nigra y pedúnculos cerebrales. También pueden observarse edema y necrosis licuefactiva en sustancia blanca del cerebro y cerebelo (Fig. 19.3, 19.4).[23,74]

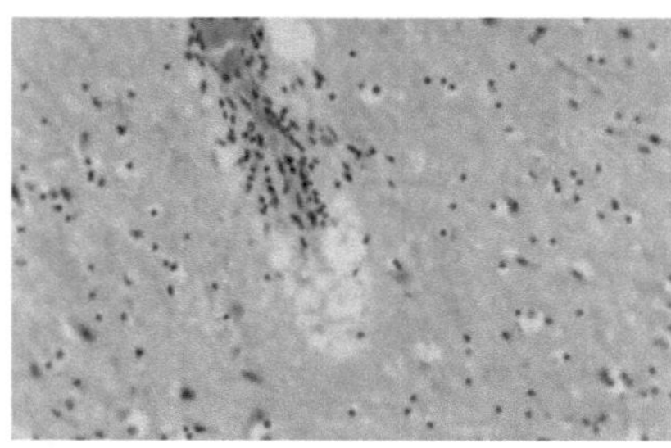

▲ **Fig. 19.3** SNC Enterotoxemia, edema y necrosis. Cápsula Interna. H&E. 250 X.

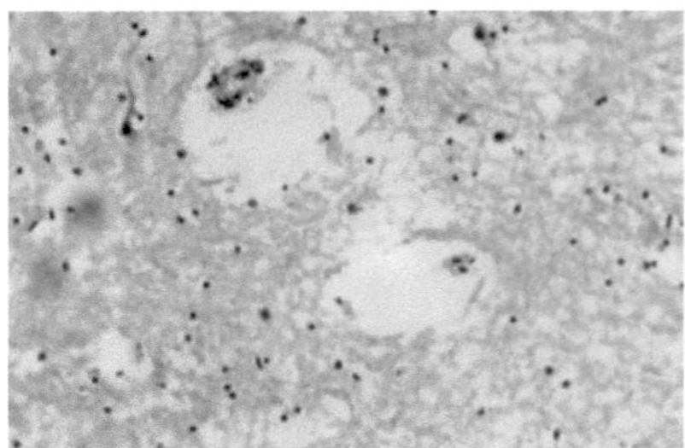

▲ **Fig. 19.4** SNC Enterotoxemia, edema y necrosis. Tálamo. H&E. 250 X.

Experiencia de campo[23]

Se describe una mortandad de ovinos ocurrida durante los meses de Octubre y Noviembre, en un establecimiento ubicado en San Julián, provincia de Santa Cruz.

La mayoría de estos ovinos fueron encontrados muertos, pudiendo observarse algunos previo a la muerte con síntomas de diarrea, decaimiento y decúbito[23] (Fig. 19.1).

Los microorganismos del género *Clostridium* están ampliamente distribuidos en los suelos, contenido intestinal y excretas de animales domésticos y salvajes, apareciendo en los cadáveres como invasores postmortem, hecho este que se debe tener en cuenta a la hora de efectuar un diagnóstico.

Brotes de enterotoxemia ocurre frecuentemente en animales jóvenes que son trasladados a potreros con forrajes ricos en carbohidratos. Afecta siempre a animales en buen estado de nutrición y se observa en majadas inducidas a rápido desarrollo.[23]

En el caso descripto surge con evidencia la mayor incidencia de la enfermedad en las hembras jóvenes, borregas de primer servicio, en buen estado y pastoreando en potreros cercanos al mar con mayor índice de humedad que favorece el más rápido crecimiento del pasto tierno (verdines) muy palatales y de mayor consumo.

Esto explicaría la sintomatología observada de diarrea, decaimiento y muerte y con lesiones de enterotoxemia. Asimismo destacamos las lesiones de edema y malacia en la zona talámica y cápsula interna (Fig. 19.3, 19.4), como lesión observada en casos en los cuales la enfermedad es de curso más prolongado. Las lesiones suelen ser simétricas, bilaterales y de allí su denominación de encefalomalacia simétrica focal.[23,50]

Se debe puntualizar que en el control de esta enfermedad juega un rol fundamental el manejo de la majada, especialmente de los factores relacionados con la alimentación y cambios bruscos de la dieta en épocas propicias. Además la necesidad de asegurar un alto nivel de antitoxina circulante para protección mediante una adecuada inmunización.[23]

❻ Leucoencefalomalacia de los Equinos

Asociada con la ingestión de maíz o sorgo enmohecidos con el hongo *Fusarium moniliforme* durante un mes o más tiempo.[50,65]

Clínica:
- Lentitud en la marcha, alteración de la visión.
- Parálisis parcial o total de la faringe.
- Tambaleo y tendencia a marchar en círculos.

Curso: Puede durar horas o hasta un mes. La muerte sobreviene en 2 o 3 días.

Lesión: Edema y necrosis licuefactiva multifocal de la sustancia blanca de los hemisferios cerebrales.[50,65]

El Fusarium produce una micotoxina llamada "Fumonisina" B1 que al ser ingerida produce en el SNC - edema, hemorragias y malacia en sustancia blanca.[65]

III Enfermedades degenerativas

No inflamatorias - No malácicas

❶ Degeneración axonal - Degeneración Walleriana

Si se corta un nervio el segmento distal se degenera. El cabo proximal no se altera pero la célula nerviosa presenta cromatólisis central o "reacción axonal". (Ver pág. 28 y 29) (Fig. 20.1, 20.2).[50,62]

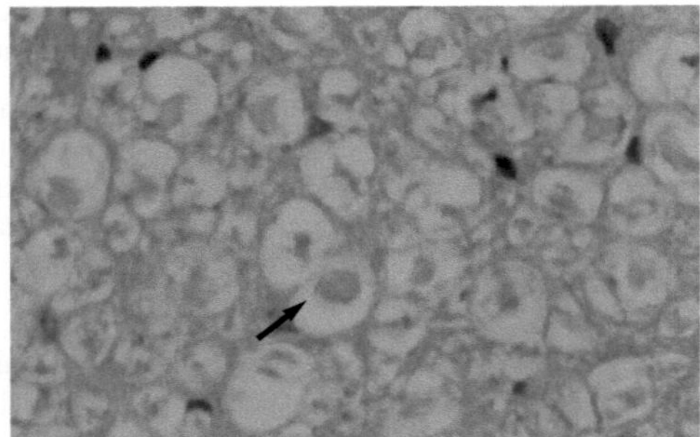

▶ **Fig. 20.1** Degeneracion axonal (↑). H&E 450 X.

En distal se degenera la vaina de mielina, se fragmenta, es invadida por macrófagos, células espumosas de Gitter que ingieren las grasas neutras de la mielina.[50]

Regeneración: 2-4 mm por día si los cabos están cerca o invaden fibroblastos formando un neuroma traumático.

Causas:
- Traumatismos, contusión, cortes, etc.
- Algunas intoxicaciones: talio, plomo, fósforo causan degeneración de axones periféricos.

❷ Síndrome Compresión Medular

Generalmente como consecuencia de presiones exteriores contra la médula espinal.

Causas: tumores, prolapso de disco, subluxación vertebral.

Generalmente producen parálisis posterior.

Lesión: axones se hinchan, se desintegran con formación de espacios vacios.[50] (Fig. 20.1, 20.2).

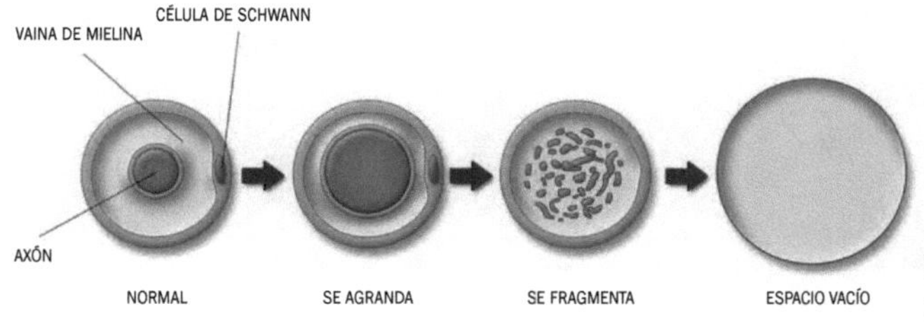

◄ **Fig. 20.2** Esquema mostrando los cambios que ocurren a nivel del Axón en el proceso de degeneración.

Se observa hipertrofia vascular, células de Gitter que producen la acción de limpieza.

Casos más comunes son:

a. Prolapso intervertebral: perro (Fig. 20.3).
b. Ataxia espinal equina - Síndrome de Wobbler (luxación vertebral cervical).[62]

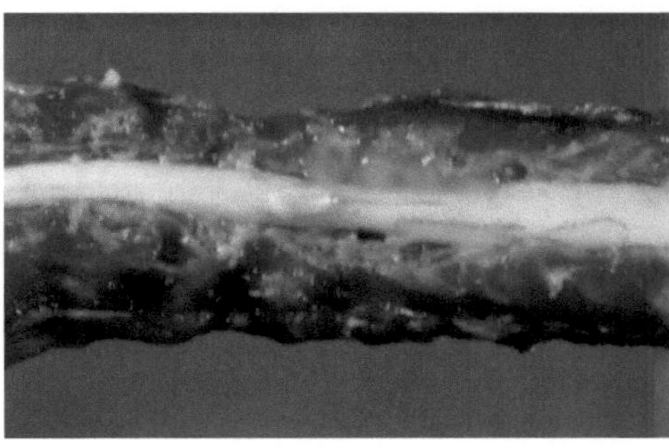

◄ **Fig. 20.3** Compresión medular.

La reacción característica del axón a un insulto es la hinchazón y fragmentación, formación de vacuola y espacios vacíos.[50] (Fig. 20.2).

❸ Colesteatoma en caballos (Granuloma de colesterol)

Se observa en 15-20% de caballos viejos.[49,50]

Masa nodular que se forma en el Plexo Coroideo.

Tejido fibroso, macrófagos y cristales de colesterol característicos. (Fig. 20.3).

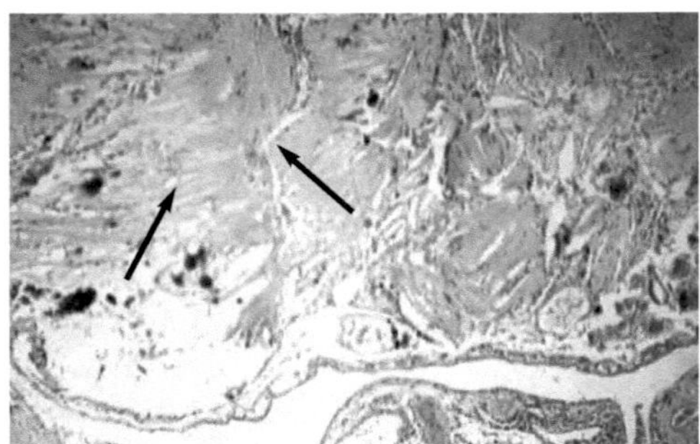

▶ **Fig. 20.3** Colesteatoma Equino, mostrando los cristales característicos del colesterol. H&E 250 X.

El desarrollo de colesteatomas parece estar relacionado con una congestión crónica e intermitente con edema y hemorragia congestiva de los plexos coroideos. Cuando hacen taponamiento producen hidrocefalia. Pueden depositarse en ventrículos laterales y/o cuarto ventrículo.[50]

❹ Encefalopatías Espongiformes Transmisibles (EET)

Enfermedades similares descriptas y agrupadas como Enfermedades Priónicas que se desarrollan más adelante en forma más completa. (Pág. 131)

Scrapie afecta a ovinos y caprinos y es la enfermedad prototipo de este grupo.

Encefalopatía Espongiforme Bovina (EEB) (sigla en inglés BSE) afecta naturalmente a bovinos.

Enfermedad devastadora o emaciante crónica de los ciervos (sigla en inglés CWD), afecta a ciervos de criaderos o salvajes. Ciervo mula, ciervo cola blanca y alces.

Encefalopatía Transmisible de Visón (sigla en inglés TME) afecta visones en cautiverio.

Encefalopatía Espongiforme Transmisible Felina, afecta gatos domésticos y salvajes, deriva de la EEB.

Encefalopatía de los Ungulados de Zoológico, deriva también de la EEB.

En los humanos la enfermedad prototipo es la Enfermedad de Creutzfeldt-Jacob (CJD), y la variante de CJD (vCJD) que deriva también de la EEB.

Clínicamente:

Largo período de incubación, afecta a animales adultos, morbilidad muy baja, letalidad 100% curso crónico.

Sintomatología: variable, pudiendo observarse cambios en la conducta, incoordinación, picazón, rascado, ataxia, convulsiones, adelgazamiento y parálisis. (Fig. 20.4).

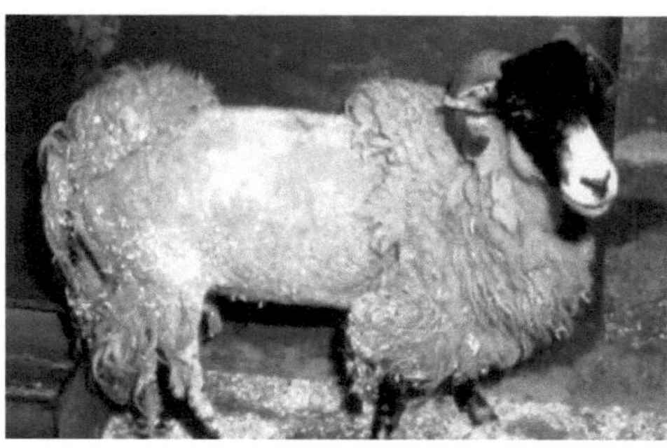

◀ **Fig. 20.4** Ovino afectado de Scrapie. Cambio de conducta, incoordinación y pérdida del vellón por intenso rascado. Cortesia Dr. R. Bradley G. B.

Lesión: cambios espongiformes caracterizados por vacuolas en citoplasma y/o prolongaciones de la neurona (Fig. 20.5) (más evidente en Scrapie) o en la neuropila (más evidente en EEB) y con diferentes ubicaciones neuroanatómicas de acuerdo a la especie animal y/o cepa actuante.

Ubicadas más en mesencéfalo y óbex, tallo cerebral y médula oblonga.

Agente muy resistente, proteína infecciosa (PrP^{Sc}), se contagia principalmente por vía oral por ingestión de material contaminado.

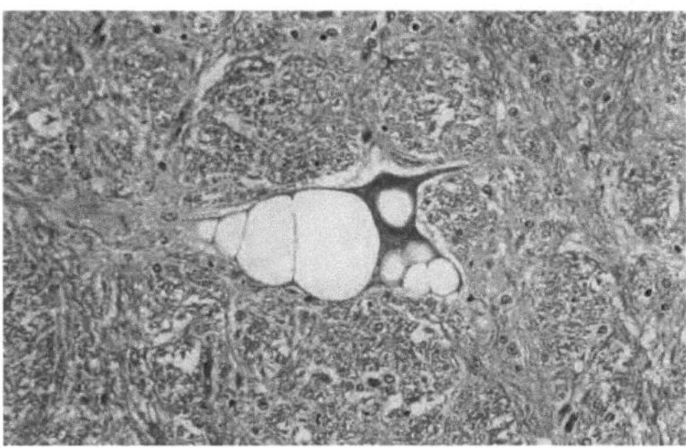

◀ **Fig. 20.5** Scrapie. Neurona con múltiples vacuolas. H&E 1.000 X. Cortesia Dr. R. Bradley G. B.

Enfermedades nutricionales - tóxicas

❶ Deficiencia de tiamina

Parálisis de Chastek en perros - gatos - zorros.

Cuando se alimentan con pescado crudo que tiene tiaminasas, aparecen convulsiones después de 2-4 semanas.[50]

Lesiones: edema, hemorragia, degeneración neuronal y de células de la glía, malacia en áreas periventriculares, bilaterales, simétricas en núcleos del tallo cerebral (colículos caudales, núcleo vestibular, núcleo geniculado lateral, oculomotor y núcleo rojo).[49,50]

❷ Intoxicación por sal (ClNa) en cerdos

Intoxicación en cerdos con sodio asociada a falta de agua de bebida. El nivel crítico de sal en el alimento es de 2%. Cuando hay falta de agua para eliminación renal de sodio, este se acumula en el plasma y en diferentes tejidos. Al suministrarse agua a voluntad se produce por atracción osmótica del agua, un edema cerebral con elevación aguda de la presión intracraneal, severa necrosis de neuronas corticales, afectando principalmente la lámina media. Se produce una infiltración masiva de eosinófilos en las meninges y espacios perivasculares de Virchow Robin (Fig. 21.1, 21.2, 21.3) determinando un cuadro de meningoencefalitis eosinofílica, bien característica.[49,50]

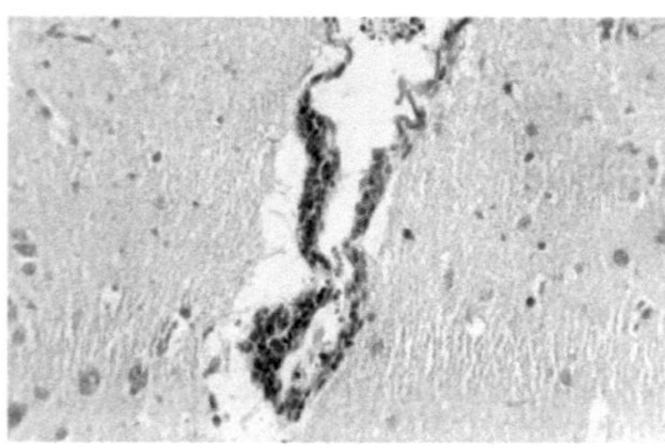

▲ **Fig. 21.1** Manguito perivascular con infiltración de células polimorfonucleares eosinófilas H&E 250 X.

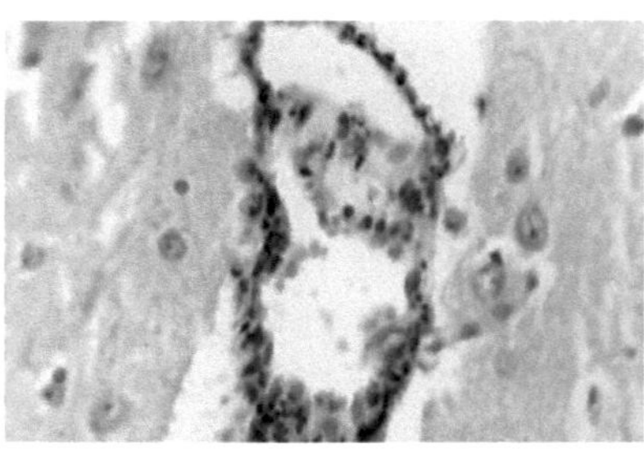

▲ **Fig. 21.2** Manguito perivascular con infiltración de células polimorfonucleares eosinófilas H&E 450 X.

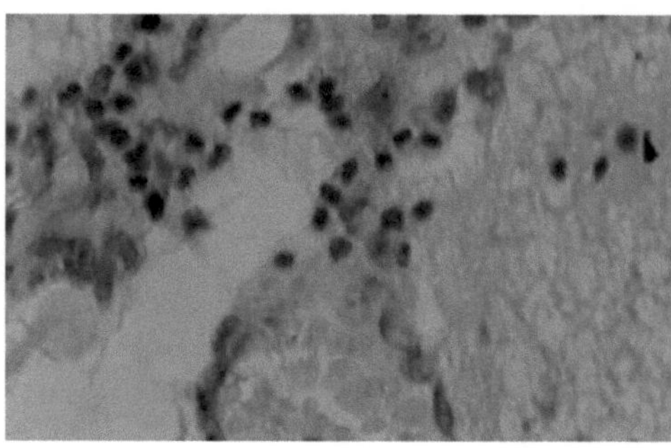

◄ **Fig. 21.3** Manguito perivascular con infiltración de células polimorfonucleares eosinófilas. Meningoencefalitis eosinofílica. H&E 1.000 X.

Clínica: ceguera, ataxia, signo de presión cefálica y convulsiones.

En cuadros subagudos se observa necrosis córtico-laminar debido a los cambios isquémicos y de hipoxia como consecuencia de la elevada presión intracraneana.

Lesiones: meningoencefalitis eosinofílica, casos severos con polioencefalomalacia.[49,50] (Fig. 21.3).

❸ Intoxicación por plomo

Las fuentes de contaminación son: pintura con plomo (Pb), restos de baterías. Afecta más comúnmente terneros de leche y también se describe en perros.[49,50]

Produce edema cerebral y en ciertos casos más severos polioencefalomalacia.

Los cambios degenerativos ocurren con un patrón laminar en la corteza, con aspecto esponjoso y neuronas que muestran cambios isquémicos, axones engrosados, gliosis y proliferación de capilares con células endoteliales distendidas, pueden observarse hemorragias y edema alrededor de estos vasos.

Para el diagnóstico se debe efectuar: análisis de Pb en hígado y riñón.

❹ Intoxicación por Senecio spp

Muchas plantas del género Senecio, de las cuales hay un total aproximado de 1.250 especies son sospechosas de poseer propiedades tóxicas. (Fig. 22.1, 22.2).

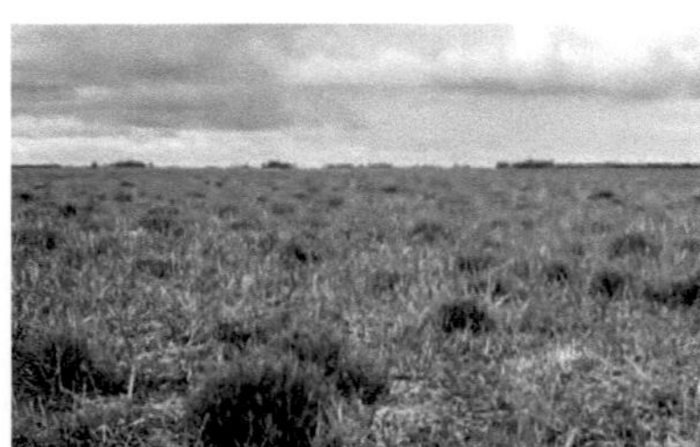

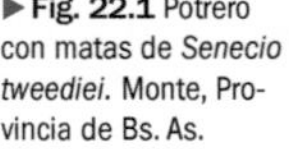

▶ **Fig. 22.1** Potrero con matas de *Senecio tweediei*. Monte, Provincia de Bs. As.

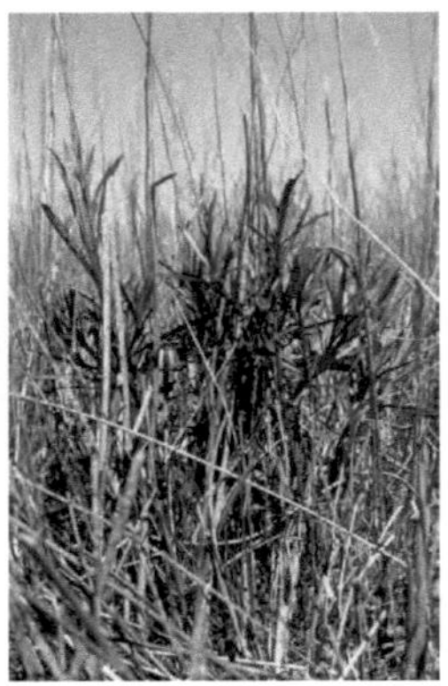

▶ **Fig. 22.2** Plantas de *Senecio tweediei*. Provincia de Bs. As.

Se reconocen diversas especies que producen intoxicación en bovinos, entre ellas podemos citar como las más importantes el *S. jacobea, S. burchelli, S. vulgaris* etc. En la Argentina se encuentran el *S. burchelli, S. vulgaris* y el *S. tweediei.*[60]

Se ha demostrado que alcaloides de pirrolicidina y sus óxidos nitrogenados (N óxidos), son los compuestos químicos responsables de la toxicidad.

Son tóxicos hepáticos de efecto acumulativo. Los síntomas aparecen después que los animales han ingerido una considerable cantidad de planta durante un período de 20 a 30 días. La intoxicación crónica es lo corriente.

En 1971 en un establecimiento ganadero de la localidad de Monte, provincia de Buenos Aires, se observó un caso que detallamos a modo de ejemplo, afectando a un rodeo de 162 vacas Aberdeen Angus de 3 a 6 años de edad con cría al pie.[17] La mortandad empezó en julio y se prolongó hasta septiembre, totalizando 50 vacas muertas. Los síntomas consistieron en mal estado general, decaimiento, edema subcutáneo intermandibular, ptialismo y después del curso de varias semanas, incoordinación de movimientos, disturbios del SNC, coma y muerte.

En la necropsia se observaron lesiones de edemas subcutáneos, ascitis, hígado de consistencia muy firme y aspecto moteado. (Fig. 22.3).

Al exámen microscópico se observó severa fibrosis, proliferación de los conductos biliares y megalocitosis. (Fig. 22.4, 22.5).

Este cuadro fue posteriormente reproducido experimentalmente en condiciones de laboratorio, administrando la planta a bovinos fistulados (Fig. 22.6, 22.7), los cuales presentaron síntomas de diarrea después de algunas semanas de dosificación y disturbios del SNC antes del sacrificio realizado mediante la utilización de eutanásicos reconocidos para tal fin.

Macroscópicamente el hígado presentaba una coloración verde amarronado, de menor tamaño, consistencia muy firme, aspecto nodular con evidentes áreas de fibrosis. La vesícula biliar edematosa y agrandada.

Al estudio histológico el hígado presentó fibroplasia de los espacios portales que se internaban en forma desordenada hacia el centro de los lobulillos y entre los sinusoides hepáticos, hiperplasia de los conductos biliares y evidente megalocitosis. (Fig. 22.4, 22.5).[17]

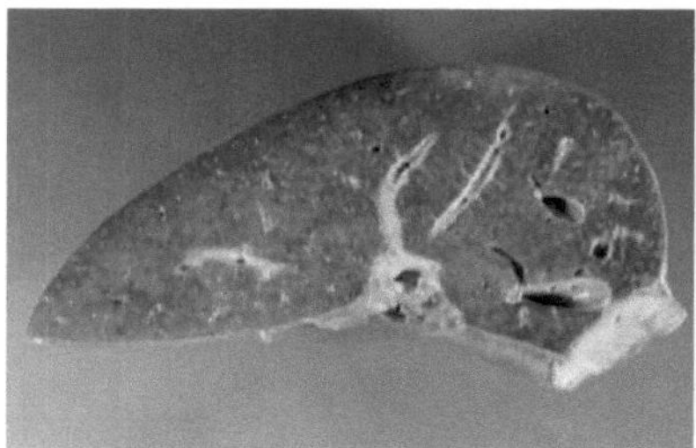

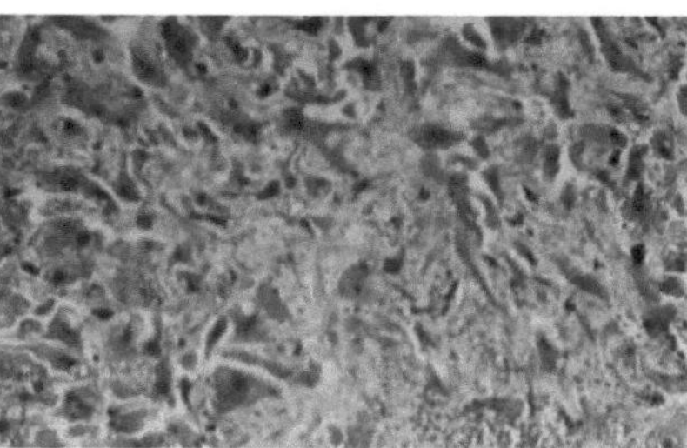

▲ **Fig. 22.3** Corte de hígado bovino con aspecto moteado y pálido.

▶ **Fig. 22.5** Corte de hígado con hepatocitos de mayor tamaño (Megalocitosis) (↑). Presencia de tejido fibroso separando las trabéculas hepáticas H&E 450 X.

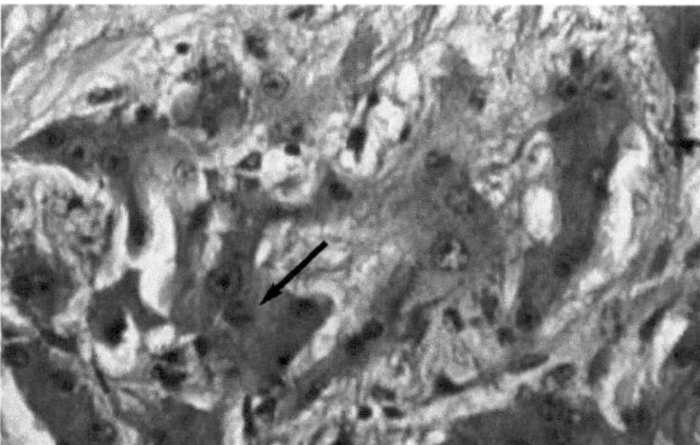

▲ **Fig. 22.4** Corte de hígado con hepatocitos desordenados entremezclados con presencia de tejido fibroso separando las trabéculas hepáticas H&E 250 X.

▼ **Fig 22.6 y 22.7** Bovino con fístula de rumen y mal estado general utilizado para la reproducción experimental. Antes y después.

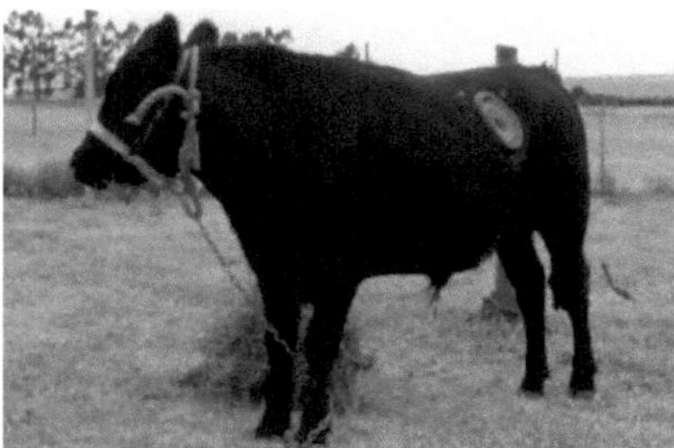

ANTES

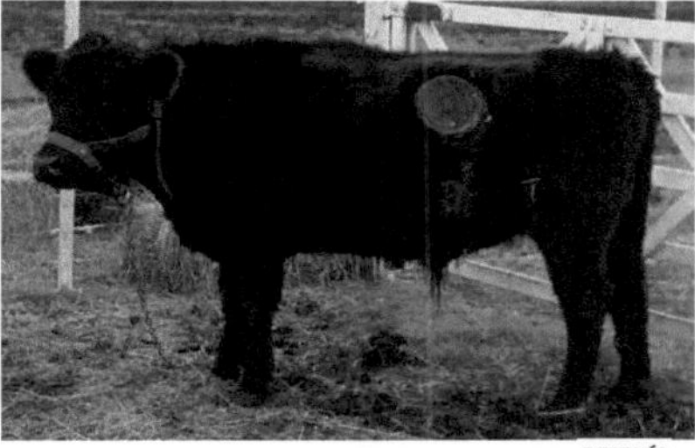

DESPUÉS

El cerebro presentaba signos de edema cerebral como expresión del síndrome hepatocerebral (Encefalopatía hepática) (Fig. 22.8), por acumulación de amonio.[17]

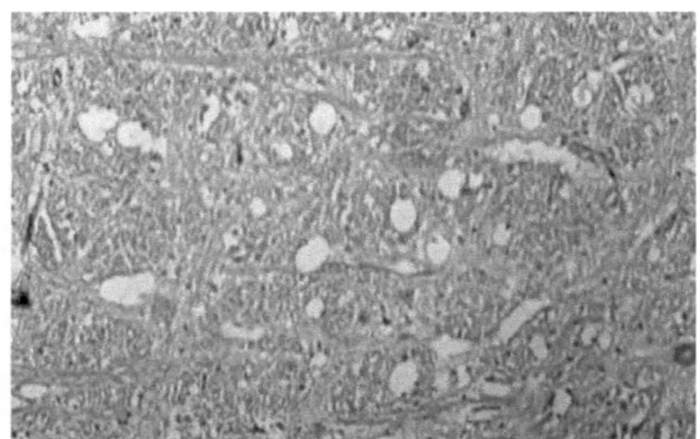

▶ **Fig. 22.8** Corte de cerebro con aspecto esponjoso con abundante vacuolización en sustancia blanca. Síndrome hepatocerebral H&E 250 X.

La alta concentración de amonio es neurotóxica, interfiere además con la disponibilidad del ácido glutámico, importante neurotransmisor.

La lesión de leucoencefalopatía es más visible en ganglios basales, corteza y cerebelo, pudiéndose detectar los astrocitos con núcleos de mayor tamaño (Alzheimer Tipo II).[49,50,53]

⑤ Intoxicación con Poa Huecú

La Poa huecú Parodi, es una gramínea perenne denominada vulgarmente "Coirón blanco" o "Coirón del huaicu" (Fig. 23.1, 23.2).

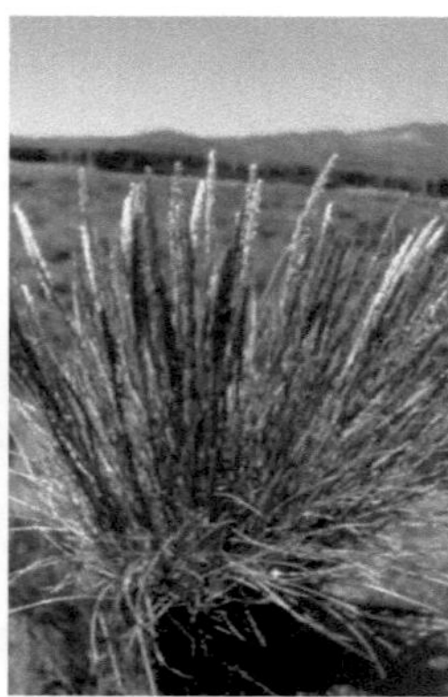

▶ **Fig. 23.1** Poa Huecú en su hábitat (Provincia de Neuquén).

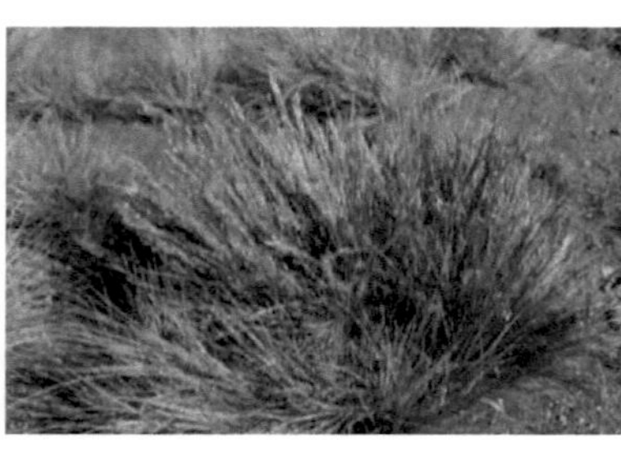

▲ **Fig. 23.2** Mata de Poa Huecú en su hábitat (Provincia de Chubut).

Esta planta habita en la cordillera andina y en áreas precordilleranas de las provincias de Neuquén, Río Negro y Chubut.

La ingestión natural de la planta produce en ovinos, caprinos, bovinos y equinos un cuadro tóxico denominado "Huecú", que se caracteriza clínicamente por sintomatología nerviosa, mostrando los animales afectados tremores musculares, incoordinación de movimientos, parálisis, decúbito y muerte. (Fig. 23.3, 23.4).

La enfermedad ha sido reproducida experimentalmente indicando que una dosis diaria de 6 g de material vegetal en base seca por kg de peso vivo sería la dosis letal para ovinos.[26,27] (Fig. 23.5).

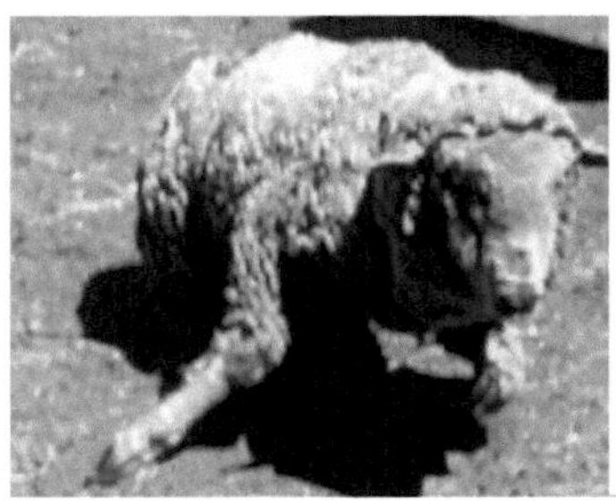

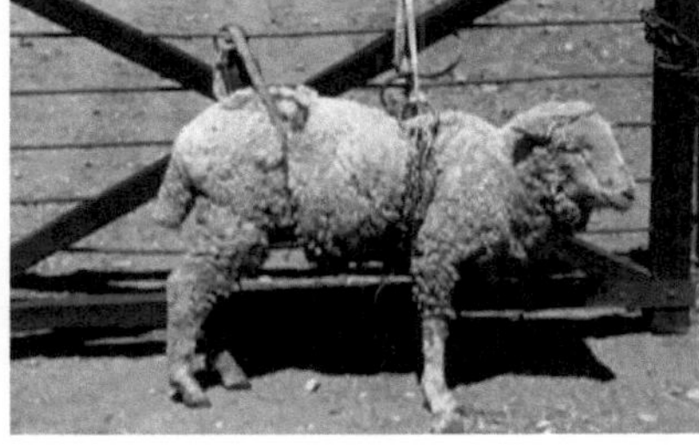

▲ **Fig. 23.3** Ovinos con severa dificultad ambulatoria con ataxia dinámica.

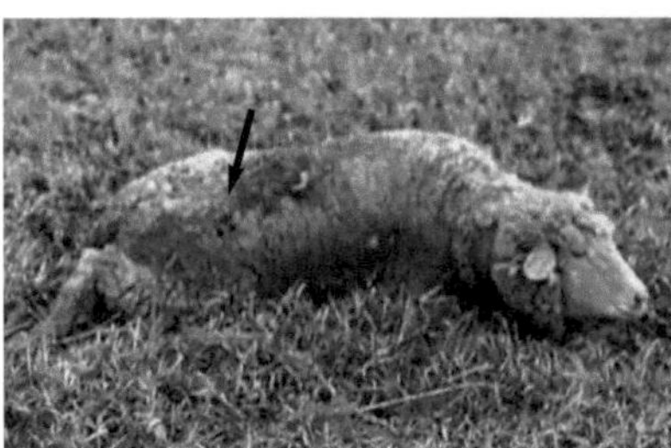

▲ **Fig. 23.4** Ovinos con severa dificultad ambulatoria. Sistema artesanal, aplicado para mantener al animal parado y obtener su recuperación.

◄ **Fig. 23.5** Ovino en decúbito esternal con imposibilidad para levantarse y caminar. Intoxicación experimental con Poa huecú, vía fístula de rumen. (↑)

Los estudios histológicos demostraron una lesión degenerativa, no inflamatoria, de la vaina de mielina en la médula espinal.[26,27] (Fig. 23.6, 23.7). Vacuolización de sustancia blanca (Estatus Espongioso Fig. 23.8) y degeneración de fibras musculares (Fig. 23.9).
A nivel ultramicroscópico (Fig. 23.10) se observa la alteración de la vaina de mielina.

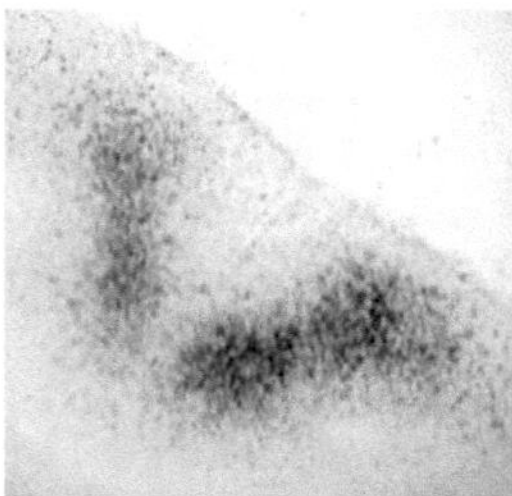

▶ **Fig. 23.6** Corte de médula espinal, a nivel de la sustancia blanca mostrando degeneración axonal. Técnica de Swan y Davenport mostrando las vainas de mielina degeneradas de color negro 250 X.

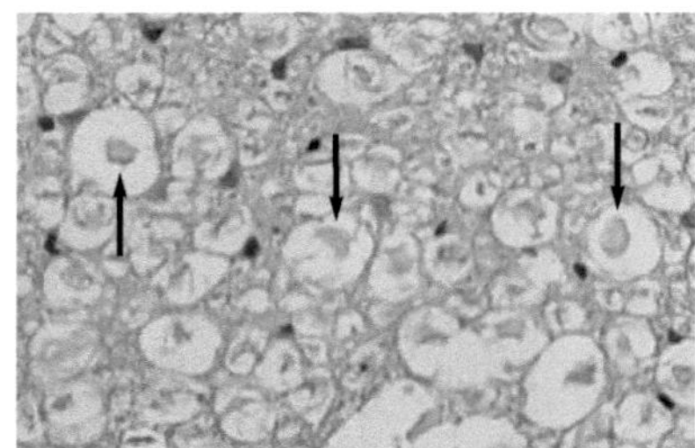

▲ **Fig. 23.7** Corte de médula espinal lumbar, a nivel de la sustancia blanca mostrando degeneración axonal, H&E 450 X.

▶ **Fig. 23.8** Estatus Espongioso. Corte longitudinal de la sustancia blanca H&E 450 X.

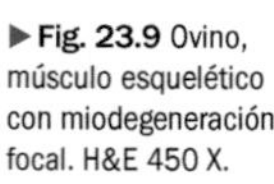

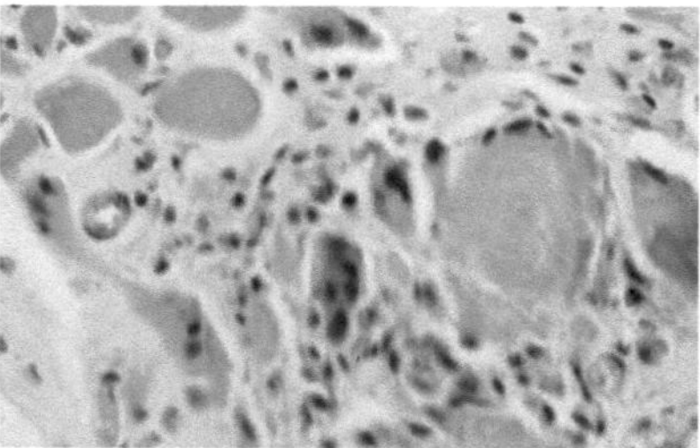

▶ **Fig. 23.9** Ovino, músculo esquelético con miodegeneración focal. H&E 450 X.

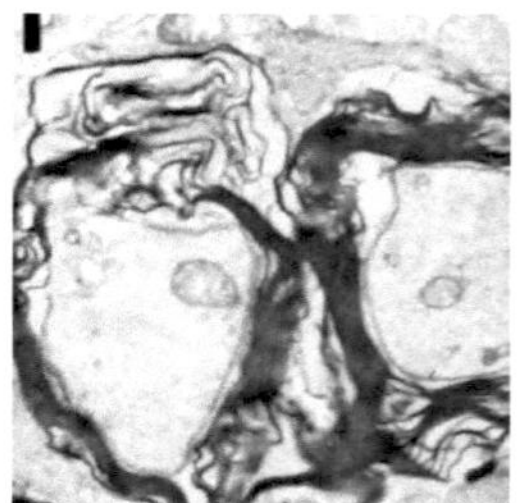

▶▶ **Fig. 23.10** ultramicroscopia mostrando alteración de vaina de mielina.

⑥ Deficiencia de Cobre

La deficiencia de cobre o hipocuprosis es causada por deficiencia simple o condicionada de cobre en la dieta, que resulta en el mal funcionamiento de una serie de procesos metabólicos en los cuales están involucradas enzimas Cu dependientes.[67,75]

La deficiencia "simple" ocurre cuando el contenido de Cu de la dieta es inadecuado, en general menos de 5 ppm de la materia seca del forraje.

La deficiencia "condicionada" se produce cuando siendo normal o aún alto el contenido de cobre del forraje, existen altas concentraciones de molibdeno y sulfatos que interfieren con la absorción y utilización de cobre por el organismo.[6,28]

Para el entendimiento del mecanismo de la deficiencia condicionada de cobre en los rumiantes fue importante la demostración de Dick y col. 1975,[35] sobre la formación en el rumen de un complejo mixto de Cu-Mo-S identificado como tiomolibdato de cobre, que era producido cuando los microorganismos del rumen eran incubados con molibdeno y sulfatos. Los tiomolibdatos de Cu son insolubles y por lo tanto su formación en el tracto digestivo limita la absorción de cobre a nivel intestinal.[28]

Pero a altas concentraciones de molibdeno en la dieta (más de 20-30 ppm de materia seca) habría una absorción tal de tiomolibdatos que serían preponderantes en la aparición de la deficiencia condicionada, y en el mecanismo de bloqueo tisular. Esto estaría señalando la conveniencia de la dosificación oral de cobre sobre la administración parenteral, cuando el estado de hipocuprosis es inducido fundamentalmente por altas dosis del molibdeno.[7]

El cobre puede administrarse de diversas formas, ya sea en mezclas de sales minerales que existen comercialmente o mediante compuestos inyectables de cobre de liberación lenta lo cual fue un avance indiscutible en el manejo práctico para el tratamiento y/o prevención de la deficiencia. También se ha demostrado que el uso de óxido de cobre en forma de agujas (Fig. 24.1) y suministrado por vía oral resulta muy eficaz para corregir la hipocupremia e incrementar la reserva hepática de cobre.[72]

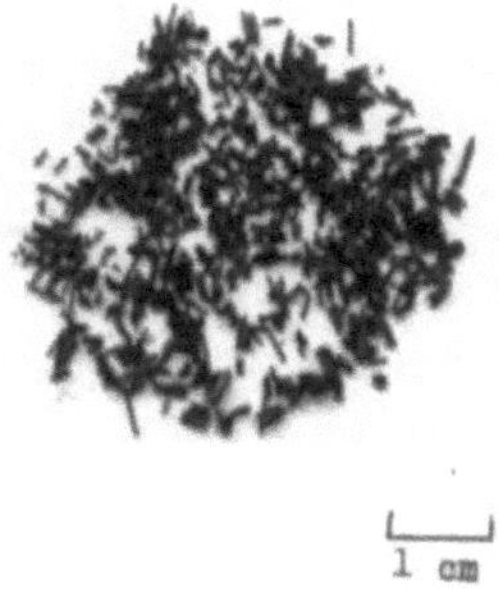

◀**Fig. 24.1** Óxido de cobre en forma de agujas.

El cobre es importante para la formación y mantenimiento de la mielina. Se ha establecido que en la deficiencia natural de cobre en corderos se produce demielinización masiva ya que la deficiencia produce una baja actividad de la citocromo oxidasa en el hígado y un bloqueo de la síntesis de fosfolípidos los cuales son constituyentes de la mielina.

Las neuronas deficientes en cobre son incapaces de mantener su axón distal y como consecuencia se produce degeneración Walleriana.[33]

Mediante análisis de sangre,[6,7,21] pastos,[6,16] agua[16,21] y biopsias de hígado[6,15] (Fig. 24.2, 24.3, 24.4) se han demostrado casos de deficiencia de cobre condicionada, causados por el exceso de Mb, principalmente con una persistente diarrea que ocurre en molibdenosis, y agravada por exceso de sulfato en el agua. Estos casos fueron observados en el nordeste de la provincia de Buenos Aires[6,8,16,21,20] (Fig. 24.5), también en la provincia de Santa Fe, en los bajos meridionales, afectando novillitos en pastoreo con deficiencias condicionadas de cobre por exceso de molibdeno.[21] (Fig. 24.6).

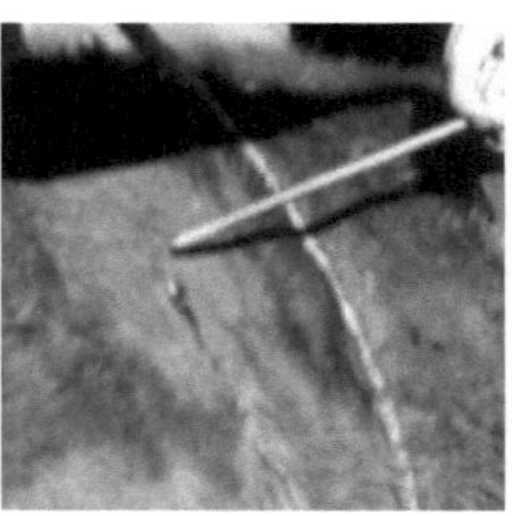

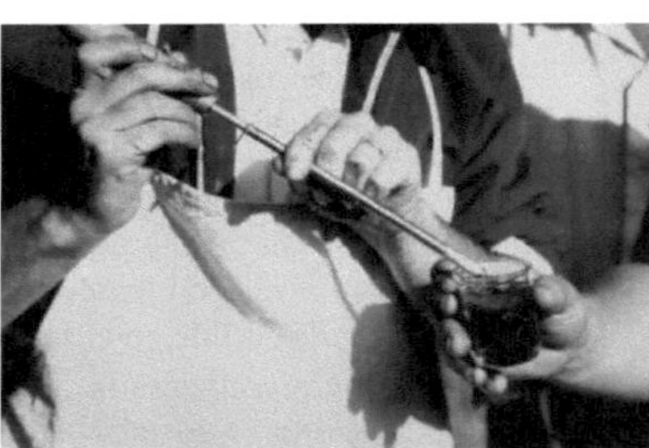

► **Fig. 24.2** Mostrando la técnica y el lugar anatómico para efectuar biopsia hepática en bovinos en el 11° espacio intercostal.[15]

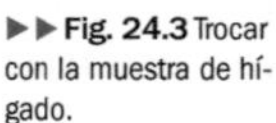

►► **Fig. 24.3** Trocar con la muestra de hígado.

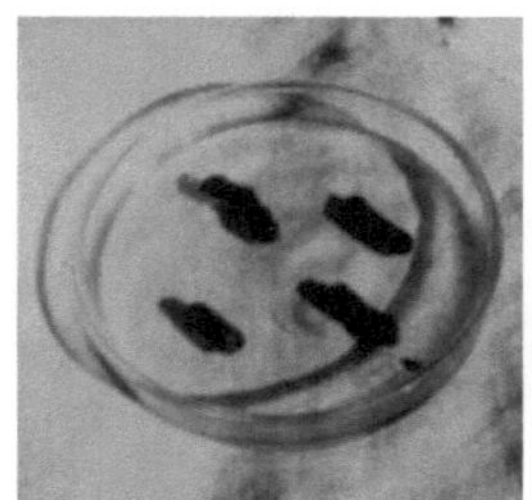

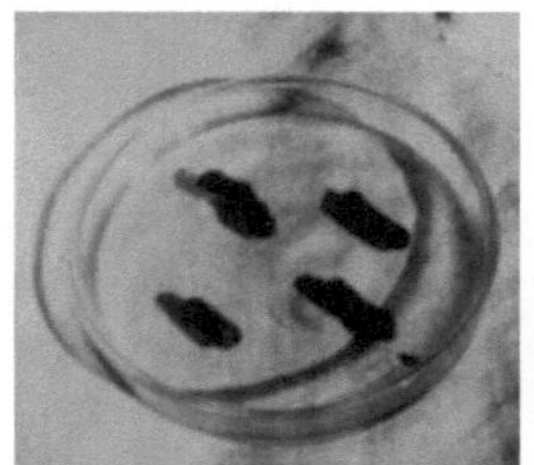

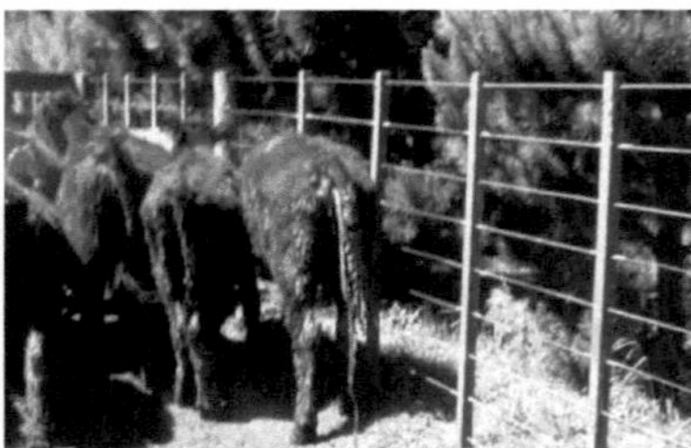

► **Fig. 24.4** muestras de biopsia hepática.

►► **Fig. 24.5** Bovinos adultos mostrando copiosa diarrea. Molibdenosis.

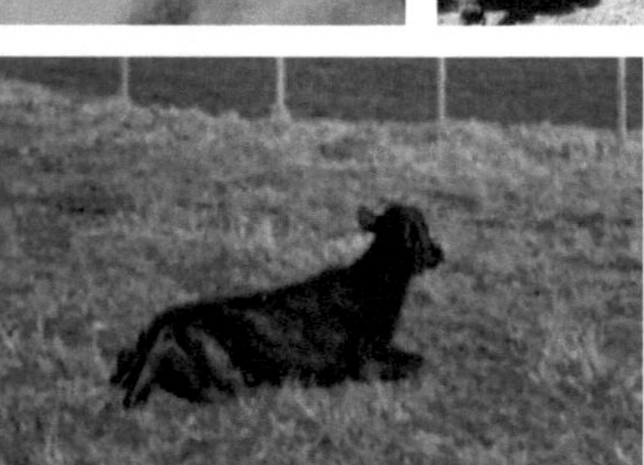

► **Fig. 24.6** Bovino en decúbito esternal y postración por efecto de deficiencia condicionada de cobre por exceso de molibdeno.

La hipocuprosis por un inadecuado contenido de cobre en la dieta produce también cambios de decoloración del pelaje (acromatriquia) (Fig. 24.7, 24.8, 24.9, 24.10) con anteojeras (Fig. 24.11), fracturas óseas (Fig. 24.12) y trastornos nerviosos compatibles con ataxia enzoótica.[3]

Esta afección se describe en bovinos y ovinos principalmente, pero también hay descripciones en cabras, cerdos y ciervos.[33]

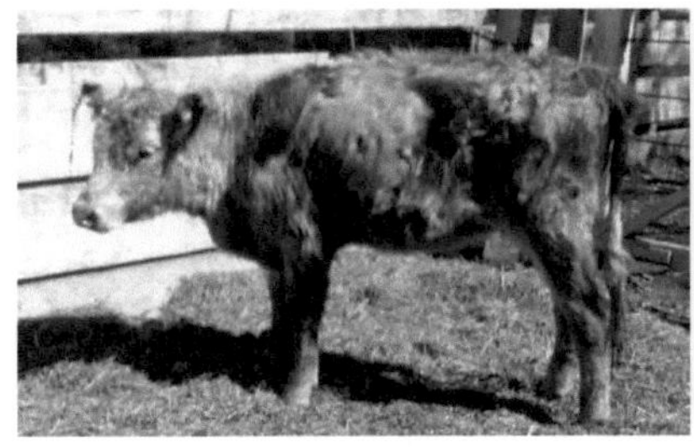

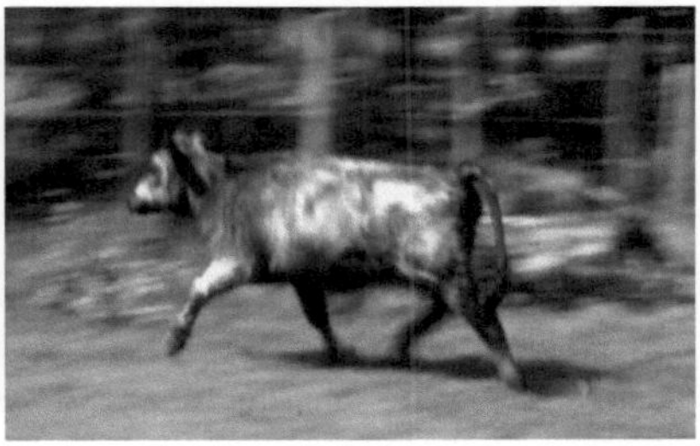

▲ **Fig. 24.7** Bovino Hereford, de 7 meses de edad con acromotriquia y mal estado general por hipocuprosis.

▲ **Fig. 24.8** Bovino Aberdeen Angus de 8 meses de edad con acromotriquia por hipocuprosis.

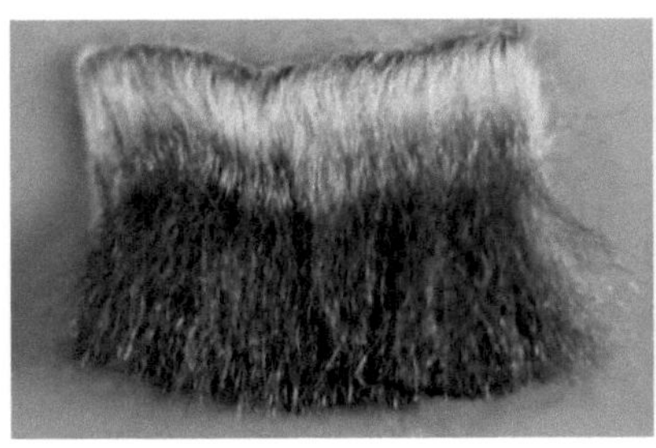

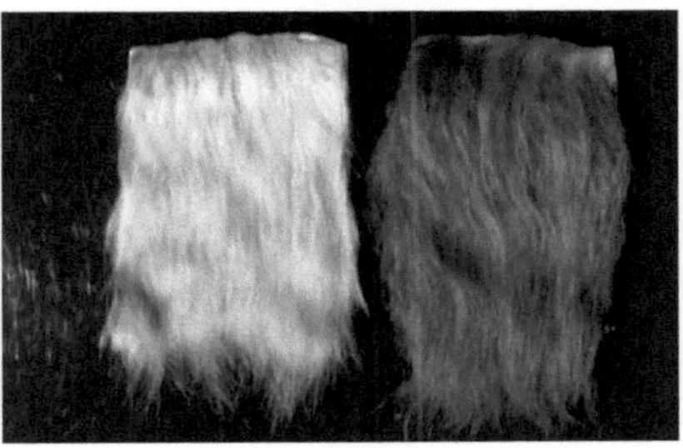

▲ **Fig. 24.9** Mostrando la acromotriquia debida a la deficiencia de cobre.

▲ **Fig. 24.10** Mostrando la distinta coloración del pelo, a la derecha con pigmentación normal, a la izquierda con despigmentación (acromotriquia).

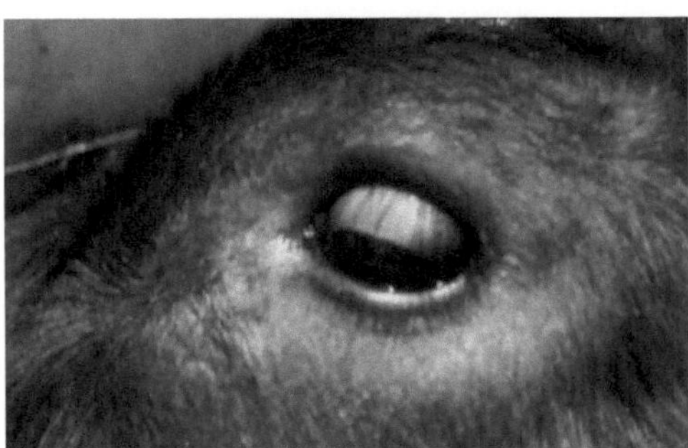

◀ **Fig. 24.11** Bovino con anteojera por hipocuprosis.

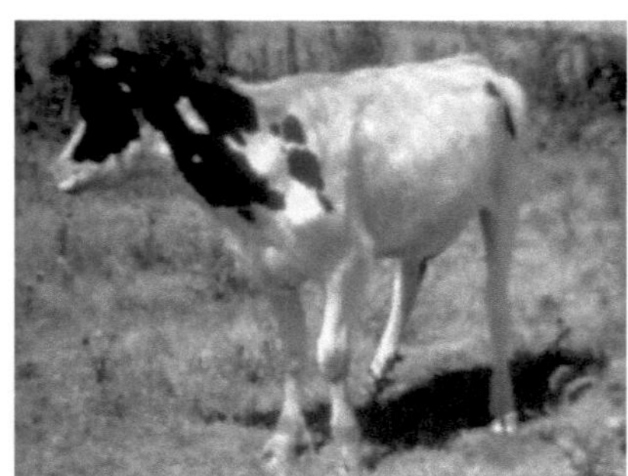

▶ **Fig. 24.12** Vaquillona Holando Argentina con la fractura de la paleta por deficiencia de cobre. Zona de "Laguna la Picasa". Provincia de Santa Fe. Cortesía de la Dra. B. Ruksan.

7 Tembleque del Falaris (*Phalaris Staggers*)

El Tembleque del Falaris (*Phalaris Staggers*) se observa en ovinos y bovinos en pastoreo en donde el *Phalaris tuberosa* (sin: bulbosa), *angusta* y/o *arundinaceae* son dominantes. Afecta a animales sin preferencia de edad. Se describen dos síndromes asociados a Falaris, uno hiperagudo con muerte súbita caracterizado por fibrilación ventricular, dificultad respiratoria, cianosis y muerte, en el cual algunos animales pueden recuperarse en forma espontánea. Otro síndrome se caracteriza por signos neurológicos en donde se observa una variación de síntomas, entre ellos paresia de los miembros anteriores y posteriores, alteración del equilibrio, hipermetría de miembros anteriores, andar envarado, incoordinado, con tropiezos y caídas frecuentes, tremores musculares de variable intensidad, contracción de los músculos de la cara, orejas, movimientos verticales de la cabeza, decúbito esternal o lateral, también se pueden observar opistótonos, ptialismo, nistagmo, espasmos tónico clónicos, pedaleo, covulsiones, coma y muerte a las pocas semanas.[13]

La enfermedad puede prolongarse en algunos casos y hacerse crónica. En estos el andar se hace progresivamente envarado y en otros las rodillas permanecen flexionadas. (Fig. 25.1).

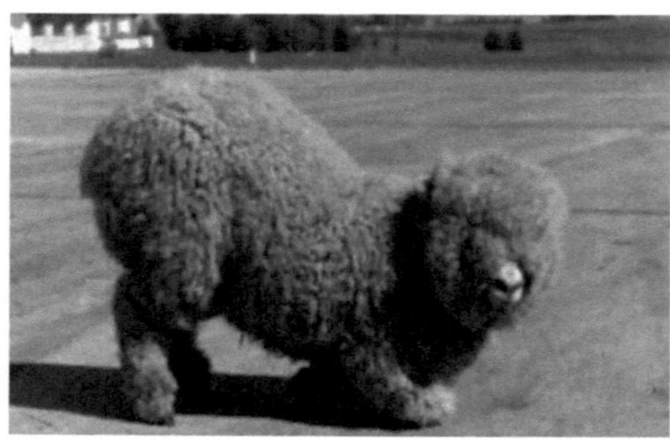

▶ **Fig. 25.1** Ovino arrodillado afectado con tembleque de falaris. (Balcarce, Provincia de Bs. As.).

La enfermedad fue observada en carneros, ovejas y capones de diversas razas y de diferentes edades. Estos casos ocurrieron en el sudeste de la provincia de Buenos Aires y presentaron las mismas características clínicas y las mismas lesiones medulares que las ocurridas en Australia.[41]

Como lesión macroscópica característica se menciona la coloración azul, verdoso, grisaseo en el sistema nervioso central principalmente a nivel de los cuerpos geniculados y mamilares del tálamo y de la porción ventral de la médula espinal.[13,52] También se puede observar esta pigmentación en la unión córtico medular del riñón.[13]

Microscópicamente la lesión típica se observa en el cerebro y médula espinal y corresponde a la presencia de pigmentación amarrillo - marrón en el citoplasma de las neuronas. Algunas neuronas con el pigmento pueden mostrarse hipercromáticas, contraídas o necróticas.[13,52,58]

Se señala como método de control la acción preventiva del cobalto por vía oral en dosis adecuadas.[75]

Entre los principios tóxicos involucrados se mencionan para el síndrome hiperagudo a: Tiaminasa, Ácido cianhídrico, Toxina cardiopulmonar y Nitratos y para la presentación crónica a: Triptamina, dimetiltriptamina y deoxydimetiltriptamina.[58,59]

❽ Tembleque y Rye-grass Staggers

En los últimos años se han caracterizado distintos tipos de toxinas tremorgénicas provenientes de hongos que pueden contaminar las pasturas y que explican la aparición de distintas formas de síndromes neurológicos (tembladeras o staggers) en bovinos, ovinos, y otras especies.[28,54]

Se destacan las involucradas en la aparición de la tembladera por *Claviceps paspali* y la aparentemente relacionada con tembladera por Rye-grass (Rye-grass staggers).

El chucho o tembleque por *Claviceps paspali* es una enfermedad neuromuscular que afecta a los bovinos, producida por la ingestión de espigas del *Paspalum dilatatum* (pasto miel) y *Paspalum distichum* (gramón) parasitados por el hongo *Claviceps paspali.*[31,56,59] Este hongo invade los ovarios en el período de floración de la planta, formando un escleroto de +2 mm de diámetro que reemplaza a la semilla.[59]

El desarrollo del escleroto presenta una fase en la que produce una sustancia semejante a la miel, que atrae a los insectos y garantiza su diseminación actuando estos como vectores. El consumo de estos esclerotos, en donde se encuentran los principios tóxicos, ácido lisérgico, paspalina, etc., trae aparejado manifestaciones clínicas en el animal, tales como temblores, incoordinación, movimientos con miembros rígidos y caídas, los animales generalmente no muestran síntomas mientras no son movilizados, raramente es mortal.[59] (Fig. 26.1, 26.2).

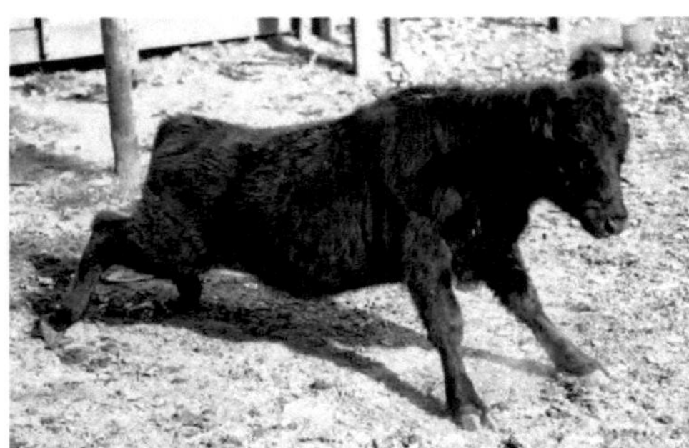

▶ **Fig. 26.1** Intoxicación por *Claviseps paspali.*

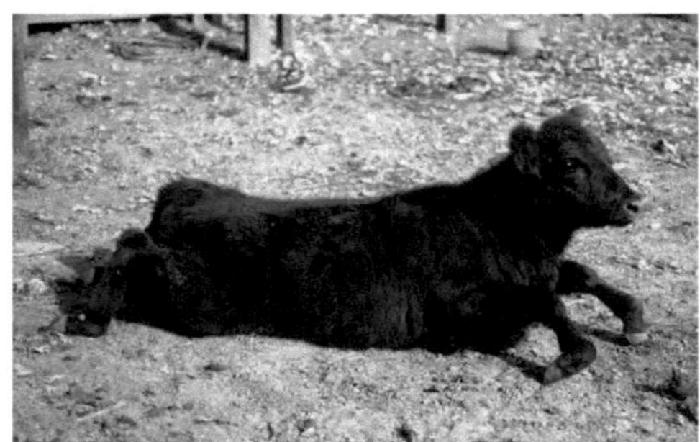

▶ **Fig. 26.2** Intoxicación por *Claviseps paspali.*

La tembladera por rye-grass es una enfermedad que ocurre por lo general durante el verano, en pasturas con rey-grass perenne (*Lolium perenne*) de muy buen desarrollo y con alta presión de pastoreo. El rye-grass perenne está parasitado por un hongo endófito llamado *Neotyphodium lolii* con quien establece un estado simbiótico del que ambos resultan favorecidos, varios productos finales del metabolismo del hongo se acumulan en la planta. La localización de esos metabolitos dentro de la planta varía con el tiempo del año, condiciones ambientales y estado de crecimiento. Algunos metabolitos de la asociación endofito/planta han sido identificados, entre ellos podemos nombrar: *Lolitrem A, Lolitrem B, Lolitrem E, Lolitriol, Peramina, Paxilina, S paxitriol; B paxitriol, Ergotamina* y otros aún permanecen desconocidos.[59]

Todos estos componentes están relacionados con los diferentes cuadros tóxicos que se han reconocido hasta el momento asociados al rye-grass que son: Rye-grass staggers, pérdida de peso, stress calórico, contaminación fecal y miasis, cambio en parámetros hemáticos, y caída en la producción de leche.[59]

Los alcaloides *Lolitrem B* parecen ser la toxina más importante involucrada en el temblor del rye-grass, la paxilina, es un tremorgénico, se pensó que era un precursor del *Lolitrem B* pero ahora existen dudas al respecto. La *Paxilina* ha sido reconocida como un potente repelente de insectos mientras que la *Ergotamina* se relaciona con el stress calórico.[59]

Rye-grass staggers: se caracteriza por presentar alta morbilidad y baja mortalidad. Los signos clínicos son más obvios cuando el animal está estresado. Estos signos aparecen dentro de los 7-14 días de entrados en pastoreo y pueden variar desde temblores en cabeza y cuello hasta incoordinación de los movimientos en los miembros con imposibilidad de mantenerse en pie y colapso del animal, al cabo de unos minutos la recuperación es total. Los animales sacados de la pastura se detoxifican dentro de las 2-3 semanas siguientes.

Los animales afectados no presentan lesiones a la necropsia, el estudio histopatológico ha revelado ciertos cambios degenerativos en la médula espinal, myelopatía, o en las células de Purkinje definidos como axonopatía proximal.[59] (Fig. 26.3, 26.4).

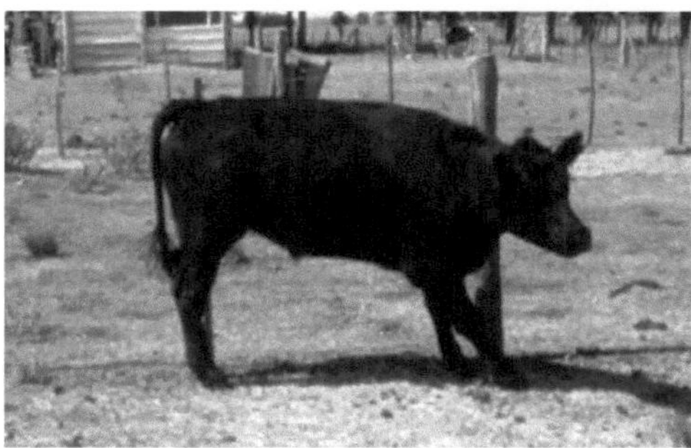

◄**Fig. 26.3** Bovino con ataxia dinámica e incoordinación. Tembleque por Rye-grass.

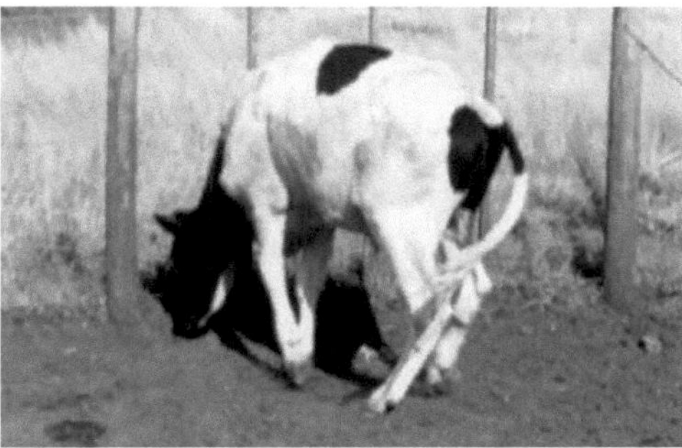

◄**Fig 26.4** Bovino con dificultad ambulatoria e incoordinación de movimientos. Tembleque por Rye-grass.

9 Intoxicación por *Condalia microphilla* (Piquillín)

Es una enfermedad que afecta a bovinos hasta los dos años de edad y también son susceptibles los ovinos, cerdos y aves. Los signos clínicos observados son: dificultad para deambular, flexión exagerada de las articulaciones, metacarpo y metatarso falangeana, (Fig. 27.1, 27.2), debilidad del tren posterior, ataxia, postración con imposibilidad de levantarse, paresia, disnea y muerte en los casos severos.[4,11] Los animales afectados en algunas oportunidades se recuperan de acuerdo a la gravedad del cuadro y en otros se ha comunicado la existencia de secuelas como cierta dificultad para caminar y disnea en el esfuerzo.[11]

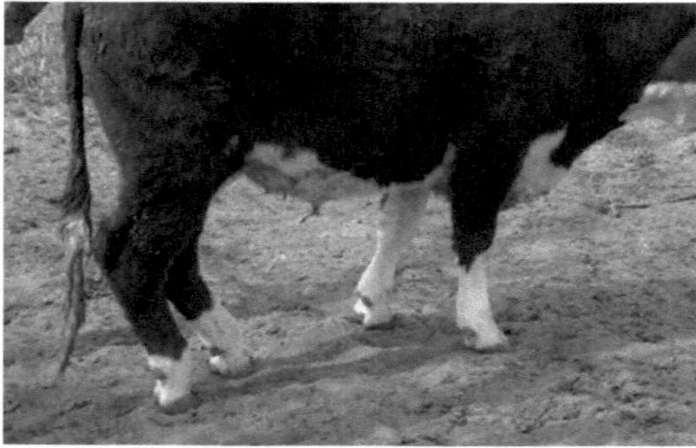

▶ **Fig. 27.1** Ternero de 4 meses de edad, con flexión de la articulación metatarso falangeana.

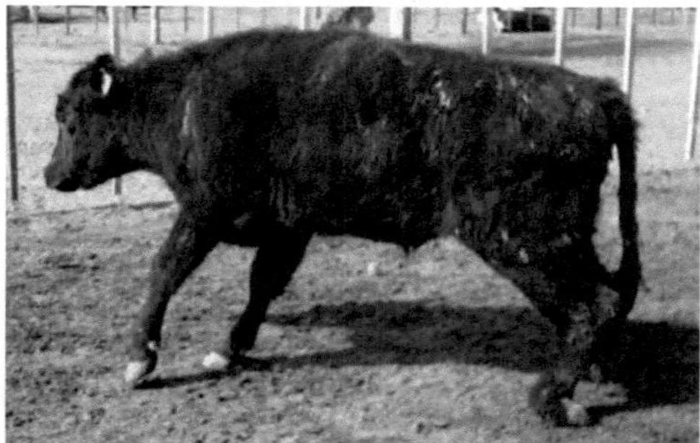

▶ **Fig 27.2** Bovino de 1 año de edad con exagerada flexión de la articulación metatarso falangeana. (Cortesía MV. Pablo Frías).

Los hallazgos macroscópicos fueron no significativos a excepción de la presencia de hemorragias (sufusiones) subcutáneas, ubicadas a la altura de la articulación metacarpo y metatarso-falangeana (Fig. 27.3), y edema entre los fascículos musculares del miembro posterior a nivel de muslo y entrepierna, y abundante líquido en articulación coxo-femoral.[11]

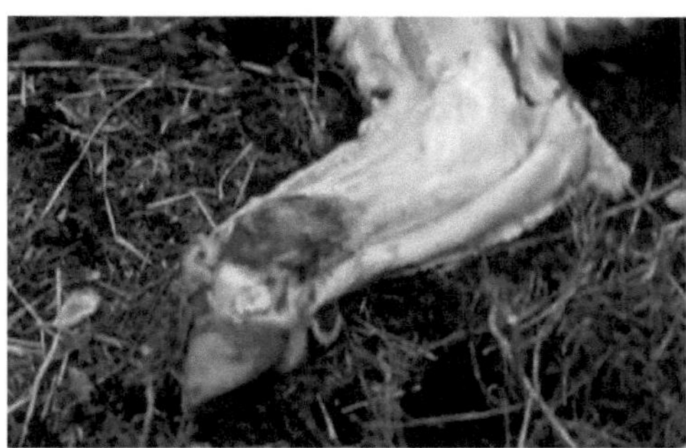

◀ **Fig. 27.3** Ternero con hematoma en zona metatarso falangeana. Intoxicación por Piquillín.

Los estudios microscópicos revelaron la existencia de alteraciones a nivel de la médula espinal, principalmente en las zonas toráxica y lumbar, afectando la sustancia blanca. La lesión con la técnica de hematoxilina-eosina consistió en grados variables de vacuolización en sustancia blanca con hinchazón y degeneración axonal.[4,11,34] (Fig. 27.4).

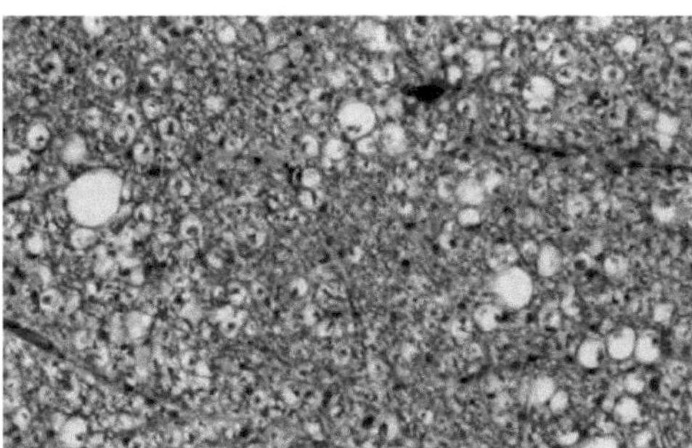

◀ **Fig. 27.4** Corte transversal de la médula espinal. Mostrando cambios de espongiosis, con marcada degeneración axonal. H&E 250 X.

La enfermedad está asociada a la ingestión de Piquillín (*Condalia microphylla*) (Fig. 27.5) que es un arbusto muy diseminado en una determinada área de nuestro país.[11,34]

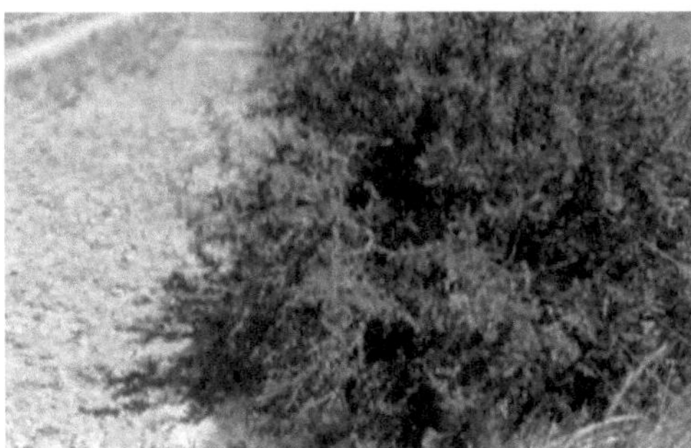

◀ **Fig. 27.5** *Condalia microphylla* (Piquillín).

Se efectuaron estudios de reproducción experimental en bovinos, porcinos y animales de laboratorio comprobando el efecto tóxico de la corteza del piquillín, que reprodujo un cuadro de intoxicación con signos clínicos y lesiones similares a las observadas en los casos naturales.[11,34] Asimismo permitió confirmar el efecto tóxico de la corteza, tal como se observara en los casos naturales donde se detectó la ingestión de la misma (Fig. 27.6).

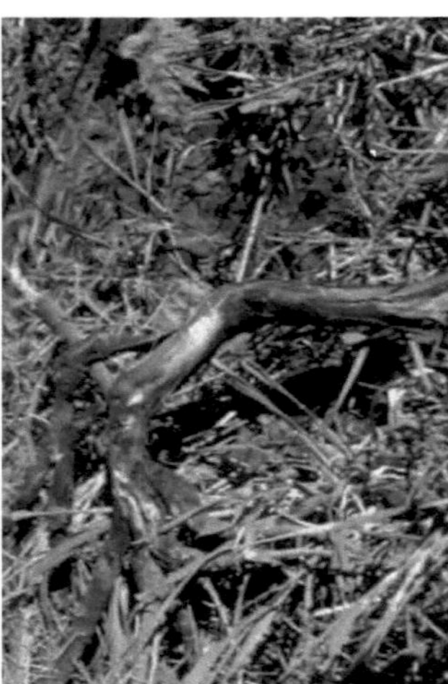

▶ **Fig. 27.6.** Tronco de Piquillín desmontado. Nótese las marcas de los dientes sobre la corteza del tronco.

Mediante estos estudios se comprobó en bovinos una dosis letal de 0,25 g a 0,5 g de materia seca por kilo de peso vivo, administrado durante 10 a 12 días, lo que significa para un bovino de 100 kg p.v. una dosis total de 250 g a 500 g.[11]

V Anomalías congénitas

Las anomalías de desarrollo suelen observarse al nacimiento.

Varias causas

- Virus (infecciosas).
- Rayos X (físicas).
- *Veratrum californicum* (Intoxicación).
- *Conium maculatum* (Cicuta) (Intoxicación).
- Deficiencia de cobre (Cu) (metabólicas).
- Genéticas.

1 Hidrocefalia

Acumulación anormal de líquido en cavidad craneana.[50] (Fig. 28.1, 28.2).

Congénita - perros – terneros.

Adquirida:

- Interna: dentro del sistema ventricular, más común. Inflamaciones, neoplasias, etc. (Fig. 28.3, 28.4).
- Externa: En el espacio subaracnoides.
- Comunicante: ambas.

Se produce atrofia del tejido cerebral por efecto de la presión, se acumula el líquido cefalorraquídeo y hace presión sobre la masa cerebral (Atrofia por presión). La sustancia blanca es la más afectada.[49,50]

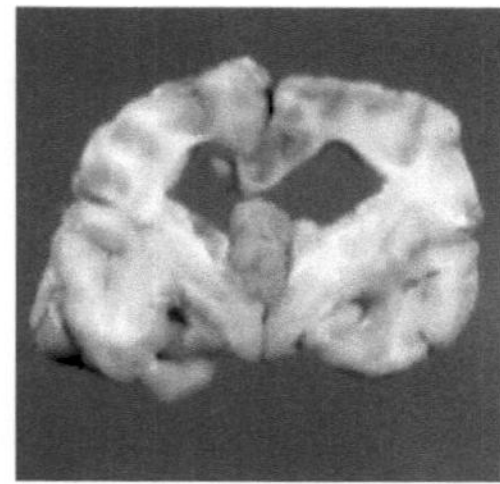

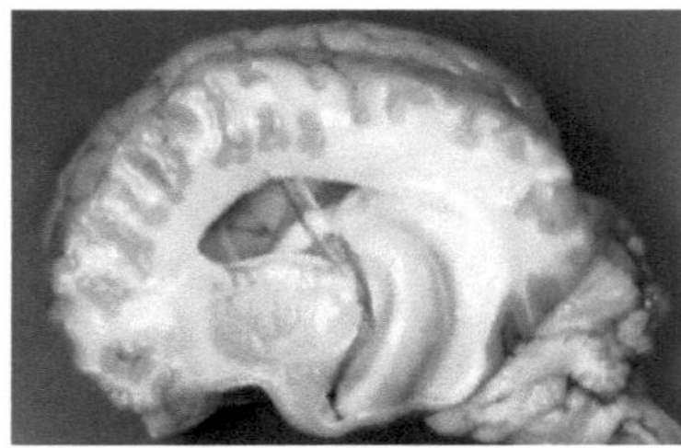

▶ **Fig. 28.1** Corte coronal del cerebro mostrando una hidrocefalia interna, obsérvese la dilatación de ambos ventrículos laterales. Tumor en plexo coroideo. Canino de 8 años.

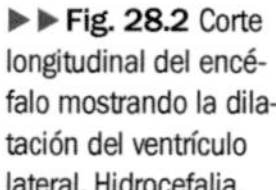

▶▶ **Fig. 28.2** Corte longitudinal del encéfalo mostrando la dilatación del ventrículo lateral. Hidrocefalia.

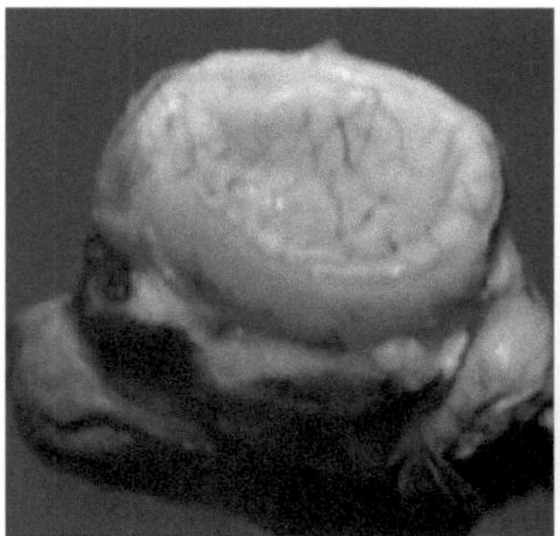

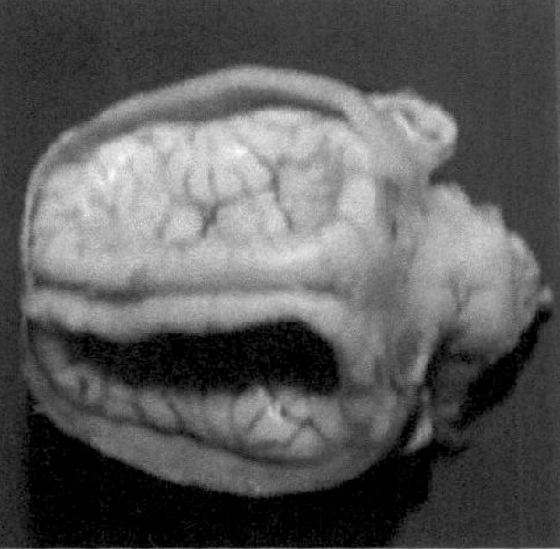

◄◄Fig. 28.3 Canino, deformación de la cabeza con abultamiento del cráneo. Hidrocefalia.

◄Fig. 28.4 Canino vista dorsal de la cavidad craneana. Hidrocefalia.

❷ Ataxia enzoótica de corderos

Ocurre asociada con la deficiencia de cobre en la oveja y en el feto. El cobre es necesario para la mielinización normal, por lo tanto la deficiencia produce formación anormal de la mielina.[3,49,50,62]

Lesión: Hidranencefalia o quistes subcorticales (lesión menos severa).

Se produce una cavitación de los hemisferios cerebrales cubiertos por una fina membrana que puede ser remanente de la epéndima.[3,49,50,62]

❸ Encefalopatía subcortical

Hidranencefalia o quistes subcorticales producida por virus de la lengua azul. Cuando las ovejas se vacunan con virus modificado a las 4-8 semanas de gestación se produce la lesión en los fetos. También se cita asociado al virus de Akabane en bovinos y ovinos.[33,49,50] (Fig. 28.5, 28.6, 28.7).

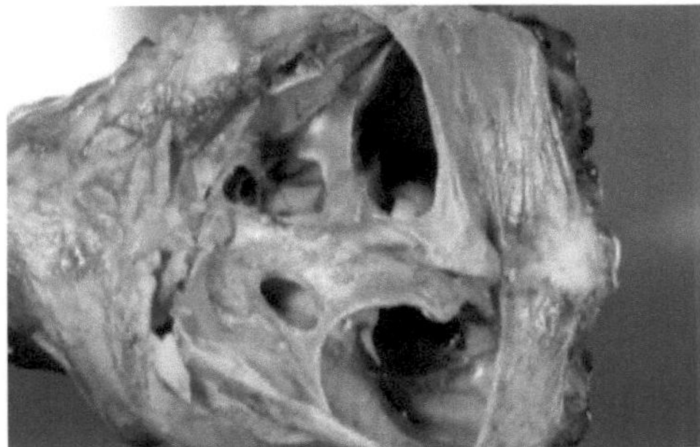

◄Fig 28.5 Ovino. Hidranencefalia. Ausencia de estructuras corticales.

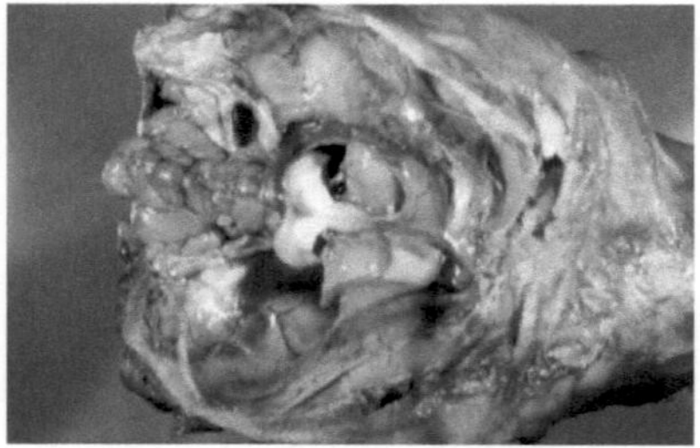

▲ **Fig 28.6** Ovino. Hidranencefalia, se puede observar en profundidad el tallo cerebral, con ausencia de estructuras corticales.

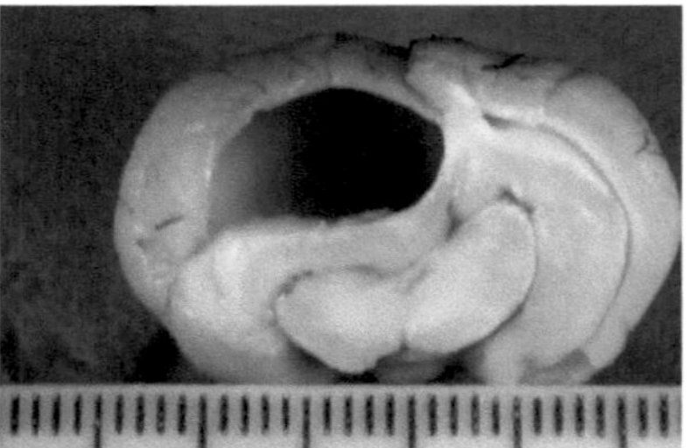

▲ **Fig. 28.7** Quiste subcortical. Corte coronal de hemisferio cerebral mostrando una cavidad quística ocupando gran parte del área cortical unilateral.

④ Hipoplasia cerebelar

Se suele observar en gatos, menos común en perros, bovinos, cerdos y aves.

Gato
  Infección congénita - virus de la Panleucopenia felina.
  Infección vírica prenatal o neonatal.

Cerdo
  Virus de la Peste Porcina.

Bovinos
  Virus de la Diarrea bovina - Enfermedad de las Mucosas.

Síntomas: ataxia, no comen, no beben, mueren prematuramente.

Lesión: atrofia de las capas cerebelares. Puede afectar a las células de Purkinje hasta la total desaparición de los tejidos normales.[49,50] (Fig. 28.8, 28.9, 28.10).

▶ **Fig. 28.8** Canino. Cerebro congestionado con cerebelo normal.

▶▶ **Fig. 28.9** Canino con hipoplasia cerebelar.

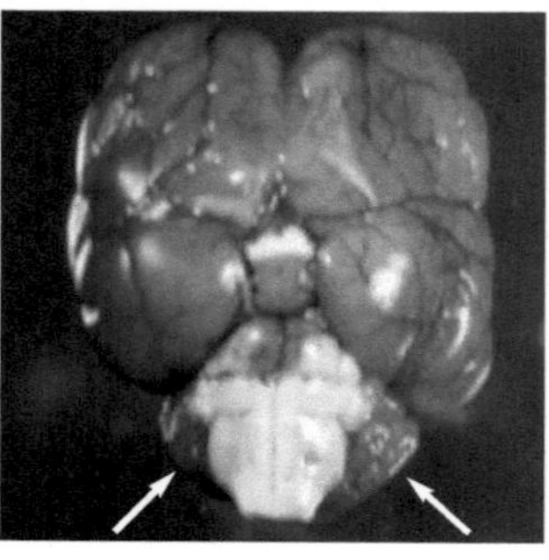

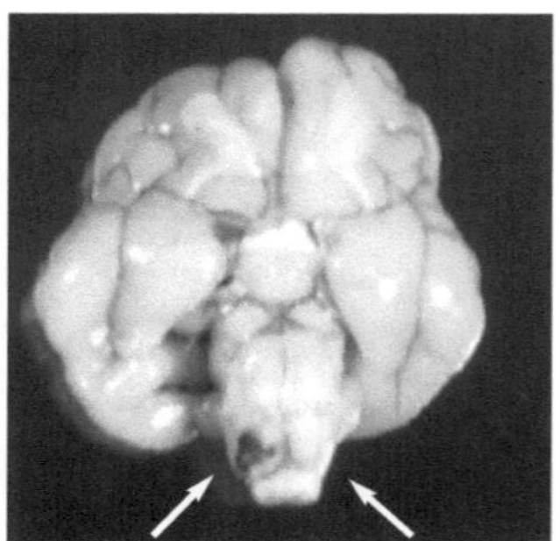

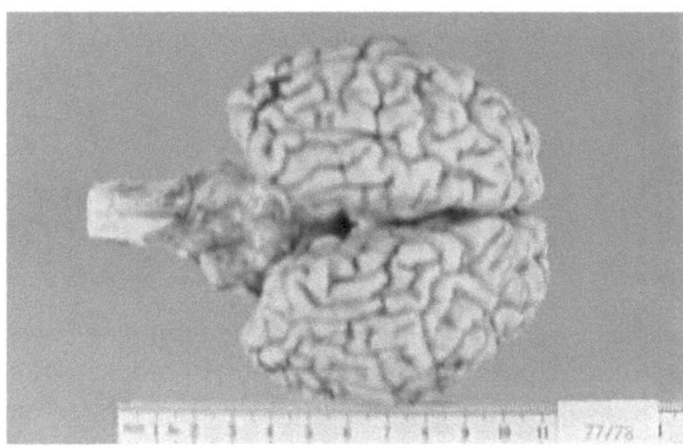

◀ **Fig. 28.10** Bovino con hipoplasia cerebelar.

❺ Hipomielogénesis congénita

Mielogénesis defectuosa - corderos y terneros

Enfermedad de Border en ovinos. Formación defectuosa de la mielina. Axones desnudos. Lactantes no pueden mamar. Mueren por inanición, defectos locomotores, temblores permanentes. Afecta pelo y lana, vellón-viabilidad. Cambios en la lana peludos, "Fuzzy Lambs" y temblores - "Hairy Shakers".[50,62] (Fig. 28.11)

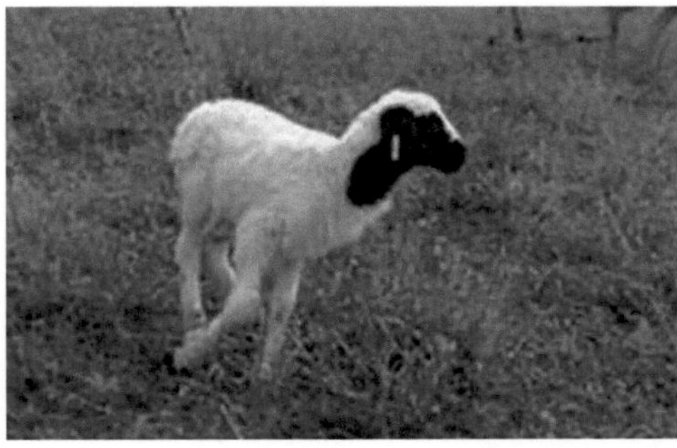

◀ **Fig. 28.11** Cordero afectado, mostrando incoordinación y temblores. Enfermedad de Border.

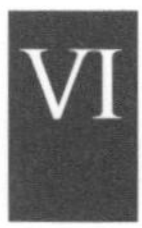

Infestaciones parasitarias del SNC

❶ Migración de larvas

Migraciones parasitarias en los tejidos nerviosos tienden a ser más sintomáticas que las migraciones aberrantes en otros tejidos.[50] Una más completa consideración sobre este tema puede encontrarse en Innes y Saunders.[47,50]

El *Cenuro cerebralis* es la fase larvaria de la *Taenia multiceps* que se desarrolla en el intestino delgado del perro. El huesped intermediario se infesta cuando ingiere huevos de *Taenia multiceps* y las larvas llegan por vía sanguínea y se desarrollan en el SNC produciendo una meningoencefalitis purulenta, focos de hemorragia y la presencia del *Cenuro cerebralis*.[74] Es más común en herbívoros, especialmente en ovinos, que son los huéspedes intermediarios,[47] forman un quiste de pared transparente con numerosos scolex en el interior y lleno de líquido claro transparente. Se localizan principalmente en el cerebro y ocasionalmente en el cerebelo y médula espinal.[47,50]

En equinos, larvas de *Strongylus vulgaris* producen la nematodiasis cefalorraquídea.[47,74] Migraciones aberrantes de larvas de *Taenia Solium* (*Cysticercus cellulosae)* en cerdos producen quistes en meninges y cerebro.[47,50,74] (Fig. 29.1).

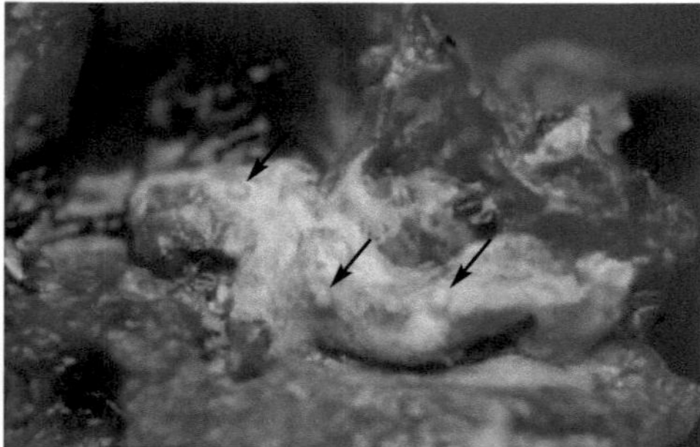

▶ **Fig. 29.1** Cerebro con infestación parasitaria.

Larvas de *Dirofilaria immitis* pueden llegar en su fase larvaria y localizarse en el sistema nervioso central de perros y gatos, causando meningoencefalitis supurativa y no supurativa.[47,49,74]

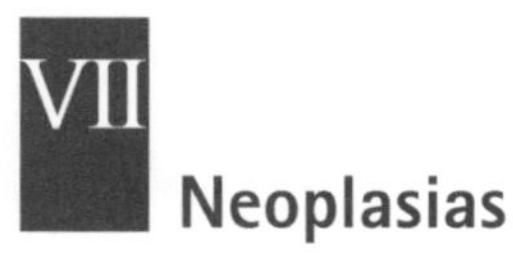

VII Neoplasias

Los tumores en el SNC tienen la particularidad de actuar en diferentes formas, a saber:

a. Como lesión expansiva comprometen funciones, pueden provocar astrogliosis reactiva, hemorragias espontáneas y llevar a la muerte.

b. Por efectos locales de compresión de un tumor intracraneal puede afectar estructuras nerviosas vitales, producir atrofia, por lo cual compromete funciones y puede llevar a la muerte.

c. Cuando produce efectos de obstrucción a la circulación del líquido cefalorraquídeo puede producir hidrocefalia, hipertensión endocraneal, llevándolo también a la muerte.

De acuerdo a la clasificación de la Organización Mundial de la Salud[39] los tumores del Sistema Nervioso pueden provenir de:

I. Tumores de células nerviosas.

II. Tumores del neuroepitelio.

III. Tumores de células de la glía.

IV. Tumores de los nervios periféricos y vainas nerviosas.

V. Tumores de meninges y vasos sanguíneos.

VI. Tumores de la glándula pineal, glándula pituitaria o del conducto cráneo faringeo. (Fig. 30.1).

Las causas naturales de los tumores del cerebro son desconocidas,

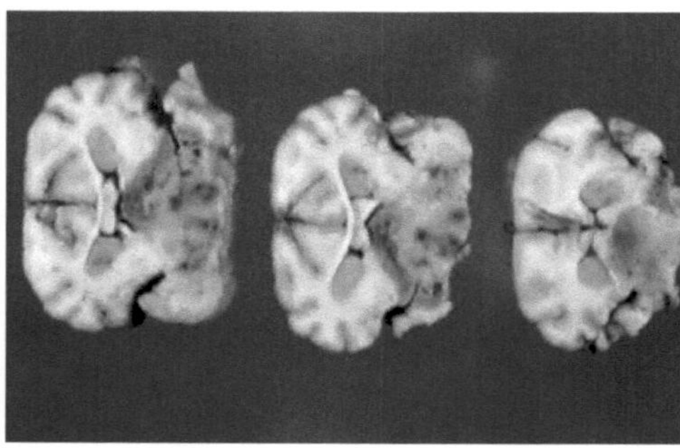

▶ **Fig. 30.1** Canino. Craniofaringioma.

aunque estos tumores podrían ser inducidos experimentalmente por productos químicos, virus y radiaciones.[5,57,73]

La ocurrencia de tumores espontáneos del SNC ha sido informada más frecuentemente y con mayores detalles en perros que en otras especies.[79]

Las neoplasias del SNC en perros son de aproximadamente un 3% de todos los tumores descriptos en esa especie animal. Los más frecuentes son gliomas y meningiomas, los cuales también son los más comunes en el hombre.

En el gato se han descripto usualmente meningiomas. Los bovinos son más predispuestos a tumores de las vainas nerviosas. Los adenomas de la pituitaria se mencionan con mayor frecuencia en caballos.[73]

La mayoría de los caninos con tumores del sistema nervioso tienen 5 o más años de edad.[57,73]

❶ Tumores meningeos - Meningiomas

Pueden ser globulares, ovoides o tuberosos, algunas veces en forma de placa, son bien circunscriptos y tienen una superficie lisa. (Fig. 30.2, 30.3). Hay diversas variedades histológicas (sincitial, transicional, psamomatoso (Fig. 30.4, 30.5), fibroblástico, angioblástico).

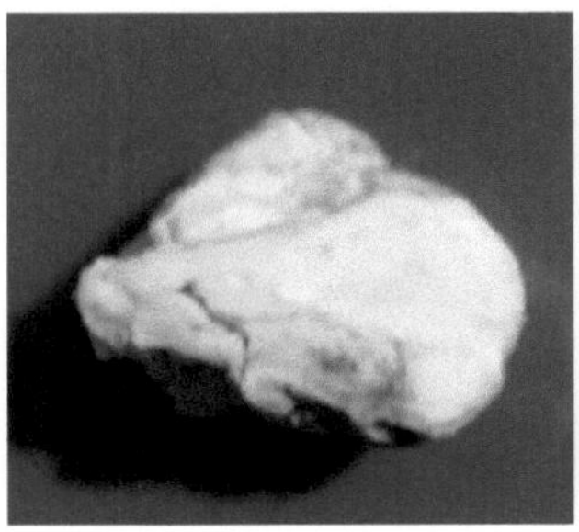

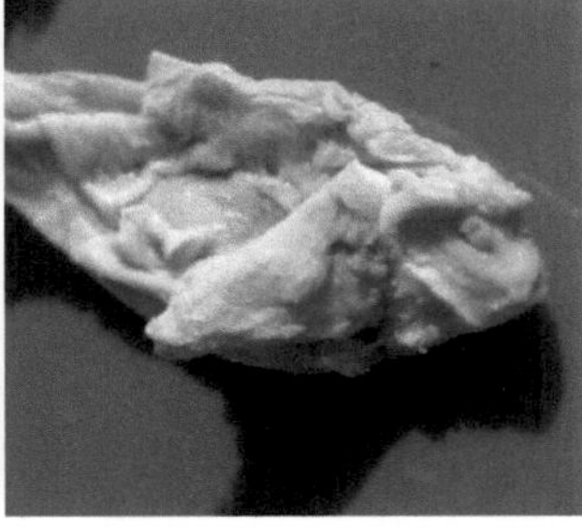

◄◄**Fig. 30.2** Meningioma bovino.

◄**Fig. 30.3** Meningioma bovino.

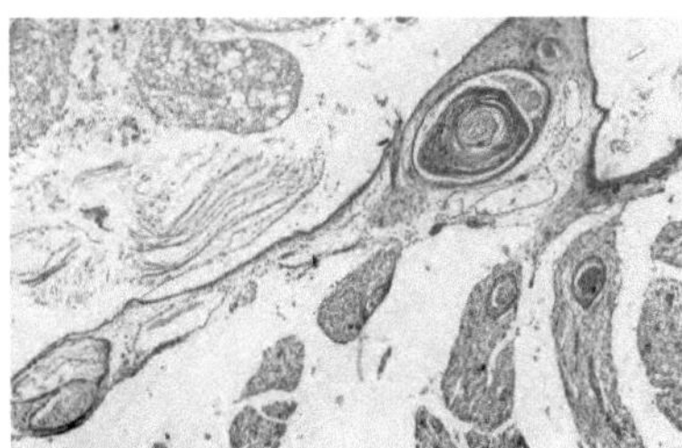

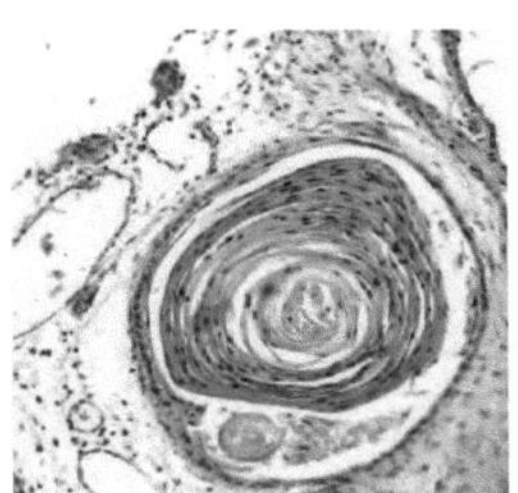

◄◄**Fig 30.4** Meningioma tipo psamomatoso 250 X.

◄**Fig. 30.5** Meningioma psamomatoso H&E 450 X.

❷ Tumores de la glía[57]

Existen:

- Astrocytomas.
- Oligodendrogliomas.
- Ependimomas (Fig. 30.6).
- Meduloblastoma.
- Tumor de plexo coroideo.

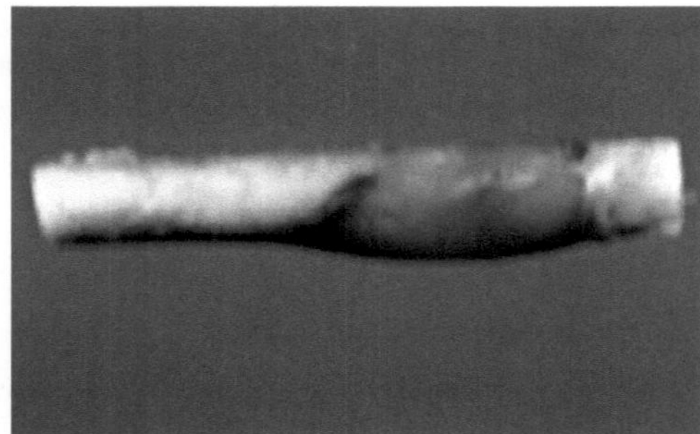

▶ **Fig. 30.6** Médula espinal con formación. Ependimoma.

En las especies domésticas los tumores de la glía son observados más frecuentemente en perros y son ocasionalmente descriptos en bovinos y gatos y raramente en otras especies.

La malignidad es juzgada citológicamente y en relación de la posición del tumor en el cerebro y la función que se compromete.[57]

❸ Tumores de Nervios periféricos[57]

- Schwannoma. Schwannoma maligno.
- Neurofibroma.
- Neurofibrosarcoma.

❹ Tumores metastásicos[57]

- Carcinomas.
- Hemangiosarcomas.
- Linfosarcomas.

Glosario[33]

AMAUROSIS: ceguera sin aparente lesión ocular.

CROMATÓLISIS: pérdida de la normal coloración del citoplasma debida a la desaparición de la sustancia de Nissl (RNA) en el cuerpo neuronal.

CRANIUM BÍFIDUM: Falta de cierre de la sutura de los huesos del cráneo.

DEMIELINIZACIÓN: Degeneración de la mielina sin degeneración axonal.

EXENCEFALIA: exteriorización de una gran parte del encéfalo por fuera de la cavidad craneana o exposición por falla del desarrollo de los huesos craneanos.

GEMISTOCITO: Astrocito hipertrofiado como respuesta inespecífica que se produce como consecuencia de una injuria al sistema nervioso que provoca una distensión del citoplasma con una coloración eosinófila.

CÉLULA DE GITTER: célula de la microglía con hipertrofia y cargada con restos de lípidos y mielina.

GLIOSIS ASTROCITOSIS: incremento en el tamaño y número de astrocitos.

ASTROGLIOSIS: incremento del tamaño y producción de fibras de astrocitos.

HIDRANENCEFALIA: Ausencia de una gran área de corteza cerebral y en su lugar la existencia de una cavidad con líquido.

HIDROCÉFALO: Incremento en la cantidad de líquido cefalorraquídeo, produciendo un agrandamiento de la cavidad que lo contiene.

LEUCOENCEFALITIS: Inflamación de la sustancia blanca del encéfalo.

LISENCEFALIA: Falta del desarrollo de surcos y circunvoluciones en la corteza cerebral, dando un aspecto liso. En secciones transversales la corteza generalmente es más gruesa que lo normal (Paquigiria).

MALACIA: Reblandecimiento del tejido cerebral, es el término para describir macroscópicamente un área de necrosis.

MENINGOMIELOCELE: Exteriorización de una porción de médula espinal y su meninge fuera del canal vertebral, generalmente acompaña a una espina bífida, a veces con el desarrollo de una cavidad llena de líquido.

NEURONOFAGIA: Acumulación de células mononucleares, ocasionalmente neutrófilos y células de la glía alrededor o en el sitio del cuerpo de una neurona que experimenta cambios irreversibles. Es el proceso de fagocitosis de una neurona.

Polioencefalomalacia: Necrosis de la sustancia gris del cerebro, generalmente utilizada en referencia a la corteza cerebral.

Porencefalia: Pequeñas cavidades en el parénquima cerebral.

Satelitosis: Acumulación de células de la glía, generalmente oligodendrocitos, alrededor del cuerpo neuronal con evidencia de cambios degenerativos.

Espina bífida: Falla en el desarrollo de los arcos vertebrales.

Degeneración Walleriana: Combinación de cambios degenerativos que ocurren en el axón y en la vaina de mielina como consecuencia de una injuria y su efecto en el cuerpo neuronal.

Siringomielia: Término utilizado para definir la presencia de una o más cavidades llenas de líquido en la médula espinal, generalmente en la sustancia blanca.

Bibliografía

1. Acha, P. N., Szifres, B., *Zoonosis y Enfermedades Transmisibles comunes al hombre y a los animales.* Pub. Cientifica N°: 503, OPS Washington, EEUU. 2da Edición, 1989.

2. Adams. J. M., Brown. W. J., Snow. H. D. et al. *Old dog encephalitis and demyelinating diseases in man,* Vet. Path. 12:220-226, 1975.

3. Balbuena. O., Toledo. M. O., Luciani. C. A., Ivancovich. J. C., Carrillo. B. J., Ruksan. B. E. Alteraciones histopatológicas y bioquímicas compatibles con Ataxia enzootica del ovino en la Pcia. del Chaco y Formosa, Argentina.Vet. Arg. 6:51:46-53, 1989.

4. Bedotti, D. O., Castiñeira, J., Pérez, L. A., Fort, M., Molina, R., Esain, F., Sager, R. *Intoxicación por Piquillín (Condalia microphilla) en bovinos de la Provincia de La Pampa.* XIX Congreso Panamericano de Ciencias Veterinarias, Buenos Aires, Argentina, 2004.

5. Bigner, D. D., Swenberg, J. A., *Experimental tumors of the CNS.* Kalamazoo, Michigan. The Upjohn Company, 1977.

6. Bingley, J. B. and Carrillo, B. J. *Hypocuprosis of Cattle in the Argentine,* Nature 209:834-835, 1966.

7. Bingley, J. B., Ruksan, B. E. *Acid insoluble copper in the plasma of cattle fed molibdenum and sulphate.* Victorian Veterinary Proceedings Association. Victoria, Australia, 1-37, 1977.

8. Bingley, J. B., Ruksan B. E., Carrillo B. J. *Estudio de la hipocuprosis en la región de la Pampa Húmeda en la Pcia. de Buenos Aires.* Rev.Med.Vet. (Bs.As.) 59:2:3-8 1978.

9. Blanco Viera, F. J., Duffy, S. J., Miquet, J. M., Pereira, J. J., Corbellini, C. N., Vena, M. M., Fernandez, F., Lager, I. *Meningoencefalitis en bovinos con aislamiento del virus de la Rinotraqueitis Infecciosa Bovina en la provincia de Buenos Aires.* Gac. Vet. (Bs. As.) XLV:381:597-600, 1983.

10. Blanco Viera, F. J., Carrillo, B. J., Weber, E. L, Bardón, J. C., Combessies, G. H, Cordeviola, J. M, Noseda, R., Soni, C. A., Schudel, A. A. Casuística Neuropatológica. *Estudio microscópico de los casos clínicos remitidos al programa de vigilancia de BSE en Argentina durante el período comprendido entre 1994 y 1996.* Rev. Med. Vet. (Bs.As.) 79:3:226-230, 1998.

11. Blanco Viera, F. J., Salvat, A., Godoy, H., Antonacci, L., Ribera, G., Tagle, M. C., Carrillo, B.: *Intoxicación con Condalia megacarpa (Piquillín). Descripción de un caso natural y reproducción experimental. Comunicación preliminar.* XIII Reunión Científico-Técnica de la AAVLD, Merlo, San Luis, Argentina, 2000.

12. Blanco Viera, F. J, Carrillo, B. J., Barrandeguy, M. E, Pereira, J. J., Fondevila, N; Duffy, S. J., Gavier, D., Berra, G., Bolondi, A., Lager, I. A. *Patología y Patogenia de la encefalitis por Herpes virus. Reproducción experimental en terneros.* Vet. Arg. Vol XX Nº 197:500-514 septiembre 2003.

13. Bourke, C. A., Carrigan, M. J., Dixon, R. J. *The pathogenesis of the nervous syndrome of Phalaris aquatica toxicity in sheep.* Aust. Vet. J. 67(10):356-358, 1990.

14. Callis, J. J., Dardiri, A. H., Ferris, D. H., Gay G. J., Wilder, F. W. y Mason, J., *Manual ilustrado para el reconocimiento y diagnóstico de ciertas enfermedades de los animales. Comisión México Americana para la Prevención de la Fiebre Aftosa.* OIRSA. CPA. Centro Enf. Ani. Plum Island Greenport. New York, USA, 1982.

15. Carrillo, B. J. y Bingley, J. B. *Deficiencia de cobre. Técnica de biopsia de hígado y análisis de la muestra.* Rev. Inv. Agrop. INTA serie 1 N° 6:103-118, 1964.

16. Carrillo, B. J., Ruksan, B. E., Colombo, I. *Estudio de la relación de Cobre, Molibdeno y Sulfatos en gramíneas y leguminosas de la región de Laprida.* Rev. Prod. Ani. 6:573-583, 1976.

17. Carrillo, B. J., Casaro, A., Ruksan, B., Okada, K. A. *Intoxicación de bovinos con Senecio* tweediei H. et A. Rev. Med. Vet. (Bs. As.), 57:4:205-214, 1976.

18. Carrillo, B. J., Casaro, A., Villar J. *Polioencefalomalacia en bovinos.* XV Congr. Bras. Med. Vet. Rio de Janeiro, Brasil, 1976.

19. Carrillo, B. J., Casaro, A., Villar, J. *Encefalomalacia Nigropalidal en Equinos.* XV Cong. Bras. Med. Vet. Rio de Janeiro, Brasil 25 - 30, 1976.

20. Carrillo, B. J., Bingley, J. A., Ruksan, B. *Efecto de la administración de cobre por vía parenteral sobre la concentración de cobre plasmático y el peso vivo en bovinos.* IV Jornadas AAPA. La Pampa, Argentina. Noviembre, 1976.

21. Carrillo, B. J., Culot, J. P., Ruksan, B. E., Bingley, J. B. *Hipocuprosis bovina en Argentina,* II Jornadas Intern. de Med. Vet. La Plata 5 - 11 Nov., 1978.

22. Carrillo, B. J., Casaro, A., Entrocasso, C., López, T., Odriozola, J., Ruksan, B. E., Spinelli, R., Stoessl, F., Terzolo, H., Villar, J.,

Zamora, A. *Enfermedades del ganado poco comunes estudiadas en el área de influencia de la EERA Balcarce INTA de etiología desconocida,* AAPA Producción Animal 6:602-611, 1978.

23. Carrillo, B. J., Pasini, M. I., Pereira, J. J., Miquet, J. M, Olaechea, F.; Suárez, M. *Enterotoxemia en ovinos causada por el Cl. Perfringens D.* Rev. Inv. Agrop. INTA. Bs. As. 17:1:55-63, 1982.

24. Carrillo, B. J. *Encefalitis en bovinos por Herpesvirus* Rev. Med. Vet. (Bs. As) 63:5:372-376, 1982.

25. Carrillo, B. J., Pospischiil, A., Dahme, E. *Pathology of a Bovine Viral Necrotizing Encephalitis in Argentina* Zbl. Vet. Med. B. 30:161-168, 1983.

26. Carrillo, B. J., Corbellini, CN., Blanco Viera, F. J. *Efecto tremorgénico y estudio patológico de la Intoxicación experimental con Poa Huecú en Ovinos.* Rev. Med. Vet. (Bs. As.) 64:3: 152-164, 1983.

27. Corbellini, C. N., Ruksan, B., Miquet, J., Blanco Viera, F. J., Etchegoyen, M., Sala, de Miguel M., Carrillo, B. J. *Reproducción Experimental del Mal de Huecú en Ovinos.* Rev. Inv. Agrop. INTA. Bs. As. Rep. Arg. 16:1:159-170, 1981.

28. Corbellini, C. N., Carrillo, B. J. *Avances en enfermedades tóxicas, nutricionales y metabólicas en bovinos.* Rev. Arg. Prod. Ani. Vol. 5 N° 7-8:481-504, 1985.

29. Cordy, D. R., *Canine encephalomielitis.* Cornell Vet. 32:11-28, 1942

30. Cordy, D. R., *Nigropallidal encephalomalacia in horses associated with ingestion of Yellow Start Thistle.* J. Neuropath. 13: 330-342, 1954.

31. Cysearski, S. J. *Paspalum staggers and tremorgenic intoxication in animals* J. Am. Vet. Med. Assoc. 163:1291, 1973.

32. Cheville, F. N., *Cell Pathology,* 3er Ed. Iowa State Univ Press., 1990.

33. De Lahunta, A., Summers, B. *Veterinary neuroanatomy and clinical neurology.* W. B. Saunders Co. Philadelphia, USA, 1977.

34. Delgado, F., Capellino, F., Tagle, M. C., Salvat, A., Antonacci, L., Ribera, G., Godoy, H., Blanco Viera, F. J.: *Intoxicación por Condalia megacarpa (Piquillín). Reproducción experimental en porcinos y cobayos.* XIX Congreso Panamericano de Ciencias Veterinarias, Buenos Aires, Argentina, 2004

35. Dick, A. I., Deneb, D. W. and Cawthorne, J. M. *Journal of Agri. Sci.* 85:567, 1975.

36. Edwin, E. E., Lewis, G., Allcroft, R. *Cerebrocortical necrosis: A hypothesis of the possible role of thiaminase in the pathogenesis.* Vet. Res. 83:176, 1968.

37. Edwin, E. E., Jackman, R. *Ruminal thiaminase and tissue thiamine in cerebrocortical necrosis* Vet. Res. 92:640, 1973.

38. Edwin, E. E., Jackman, R. *Ruminant thiamine requirement in perspective.* Vet. Research Communications 5:237, 1982.

39. Fankhauser R; Luginbühle, H., McGrath, J. T. *Tumors of the nervous systems.* Bull WHO 50:53, 1974.

40. Farrel, R. K., Sande, R. D., Lincoln, S. D. *Nigropallidal Encephalomalacia in a horse.* J. Am. Vet. Med. Assoc. 158:1201-1204, 1971.

41. Gaggino, O. P., Carrillo, B. J., Frontera, A. *Phalaris Staggers. Su observación en el sudeste de la Pcia. de Buenos Aires* Gac. Vet. 25:51-56, 1963.

42. Gaggino, O. P., Carrillo, B. J. *Ataxia de bovinos en pastoreo de sorgo.* IDIA INTA mayo 28-30, 1964.

43. *Greenfields Neuropathology* - 2nd Ed. - Blackwood, W. et. al. Edward Arnold Pub. Ltd London, 1971.

44. Ham Arthur, W. *Tratado de Histología.* 5ta Ed. Editorial Interamericana S. A., 1967.

45. Harris, F. W. and Janzen, E. D. - *The Haemophilus somnus disease complex. A review.* Can Vet J. 30, 816, 1989.

46. Headley, S. A., Amude, A. M., Alfieri, A. F., Bracarense, F. R. L., Alfieri, A. A. and Summers, B. A. *Molecular detection of Canine distemper virus and the inmunohistochemical characterization of the neurologic lesions in naturally occurring old dog encephalitis* J. Vet. Diagn. Invest. 21:588-597, 2009.

47. Innes, J. R. M. and Saunders, L. Z. *Comparative Neuropathology* - Academic Press- New York, 1962.

48. Johnson, R. T., Mims, C. A. *Pathogenesis of viral infections of the nervous system.* New Eng. J. of Medicine 278:23-30,84-92 January 4-11, 1968.

49. Jones, T. C., Hunt, R. D. *Veterinary Pathology-* 5Th Ed. Lea and Febiger. Philadelphia, USA, 1983.

50. Jubb, K. V. F., Kennedy, P. C., Palmer, N. *Pathology of domestic animals.* 5th Ed.- Maxie M. C. St. Louis Mo, USA, 2007.

51. Kimelberg, H. K., Noremberg, M. D. *Astrocytes.* Scientific American April 44-52, 1989.

52. Lean, I. J., Anderson, M., Kerfoot, M. G., Marten, G. C. *Tryptamine alkaloid toxicosis in feedlot sheep*. J. Am. Vet. Med. Assoc. 195(6):768-771, 1989.

53. Little, P. B. *Neuropathology. Proccedings SIDA Regional Follow Up Seminar on Veterinary Pathology.* Universidad Nacional de la Plata FCV, 29 noviembre -14 de diciembre, 1984.

54. López, T. A. *Pie de Festuca y su relación con otras enfermedades de origen fúngico. Una revisión bibliográfica*. Rev. Med. Vet (Bs.As.) 60:37, 1979.

55. Luna Lee, G. *Manual of Histologic Staining Methods of the Armed Forces Institute of Pathology*, Third Edition, McGraw-Hill Book Company, New York, 1968.

56. Mantle, P. G. and Pennt, R. Mc. *Tremorgenic mycotoxinas and neurological disorders. A review.* The Vet. Annual 21:51, 1981.

57. Moulton, J. E. *Tumors of Domestic Animals* - 3[er] Ed., University of California Press, Berkeley, California, USA, 1990.

58. Odriozola, E., Campero, C., Lopez, T., Marin, R., Casaro, G. Andrada, M. *Neuropathological effects and deaths of cattle and sheep in Argentina from Phalaris augusta*. Vet. Hum. Toxicol. 33(6):465-467, 1991.

59. Odriozola, E. R. *Intoxicación por Plantas Tóxicas en Bovinos*. 85° Aniversario - Facultad de Ciencias Veterinarias, Universidad Nacional del Nordeste. Décimas Jornadas de Veterinarias de Corrientes - JOVECOR 10: Conferencia, Página N° 17-24, 2002.

60. Okada, K. A., Carrillo, B. J. *Senecio tweediei H et A. Planta tóxica para el ganado bovino en la Pcia. de Buenos Aires*. Rev. Fac. Agr. 51:1:43-48 La Plata, 1975.

61. Olafson, P. Necropsy procedure for cattle in: Jones T. C., Gleiser C. A.: *Veterinary necropsy procedures*. Philadelphia. Lippincott Company, cap 4 p.23-37, 1954.

62. Palmer, A. C. *Introduction to animal neurology* - Blackwell Scientific Pub. Oxford - London, 1976.

63. Reyna Sánchez San Martín. *Apuntes de Neuropatologia. Curso de Posgrado. Facultad de Veterinaria y Zootecnia*. UNAM, México.

64. Riet Correa, F., Schild, A. L., Gevahr Fernández, C. *Enfermidades do sistema nervoso dos ruminantes no sul do Rio Grande do Sul*. Ciencia Rural, Santa Maria 28:2:341-348, 1998.

65. Riet Correa, F., Meireles, M., Barros, C., Gava, A. *Equine Leucoencephalomalacia in Brazil.* In Garland T., Barr C. A., (ed.) Toxic Plants and other Natural Toxicants. CAB International Wallingford, UK, pp 479-482, 1998.

66. *Robbins Pathologic Basis of Disease.* Cotran R. S., Kumar V., Collins T. Sixth Ed. W. B. Saunders Company USA, 1999.

67. Roberts, H. E. *Bovine Hypocuprosis.* Vet. Rec.99:496, 1976.

68. Sager, R. L. *Poliencefalomalacia en Bovinos.* Ranquelia. Año 1 N° 1. Centro Regional de La Pampa. INTA. San Luís, 1992.

69. Sisson, S., Grossman, J. D., Getty, R. *Anatomía de los animales domésticos* - Tomo I y II, 5ta Ed, Salvat, 1984.

70. Stober, M. *Sintomatología diferencial de algunas enfermedades del sistema nervioso central.* Noticias Médico Veterinarias (nmv). Cuaderno 2 pp 99-121, 1984.

71. Summers, B. A., Cummings, J., De Lahunta, A. *Veterinary Neuropathology.* Mosby, St. Louis, Mo, 1995.

72. Suttle, N. F. *Efectiveness of orally administered cupric oxide needles in alleviating hypocupremia in sheep and cattle.* Vet. Record 108:417, 1981.

73. Theilen, G. H., Madewell, B. R. Tumors of the CNS and Peripheral Nerves, Chap 18. p. 382. In *Veterinary Cancer Medicine.* Ed by Gordon Theilen and Bruce R. Madewell. Lea and Febiger, Philadelphia, 1979.

74. Trigo Tavera, F. J . *Patología Sistémica Veterinaria,* 3ra Ed. McGraw Hill Interamericana Ed. México - D. F., 2003.

75. Underwood, E. J. *Trace elements in human and animal nutrition* 3ra Ed. Academic Press. New York and London, 1971.

76. Vandevelde, M., Kristensen, B., Braund, K. G. et al. *Chronic canine distemper virus encephalitis in mature dogs.* Vet. Pathol. 17:17-29, 1980.

77. Venzano, A. J., Morris, W. E., Craig, M. I., Blanco Viera, F. J., Lagomarcino, L., Rodríguez, F., Funes, D.V. "Mortalidad perinatal en terneros por Chlamydiaceae" Presentación Oral V Taller Internacional de Infecciones por Chlamydia en Humanos y Animales Facultad de Farmacia y Bioquímica. 27 al 29 de noviembre de 2008.

78. Yoshikawa Tetsuo. *Atlas of the Brains of Domestic Animals* - Univ. Tokyo Press - Tokyo, 1967.

79. Zaki, F. A. *Spontaneous central nervous system tumors in the dog.* Vet. Clin. North. Am. 7:153, 1977.

80. Zurbriggen, M. A., Pasini, M. I. *Comunicación previa sobre investigación diagnóstica del Mal de Aguapey* - 3ras Jornadas Veterinarias - Mercedes - Corrientes, 1979.

81. Zurbriggen, M. A., Soni, C. A., Pasini, M. I., Draghi de Benítez, M. G., Rochinotti, D., Homse, A. C., Somma de Fere, G. R., Cardona López, G. A., Baez Kohn, A. R., Manzini, V. R., Laphitz, L. E. *Botulismo Bovino en Corrientes.* Vet. Arg. 3:28:751-755, 1986.

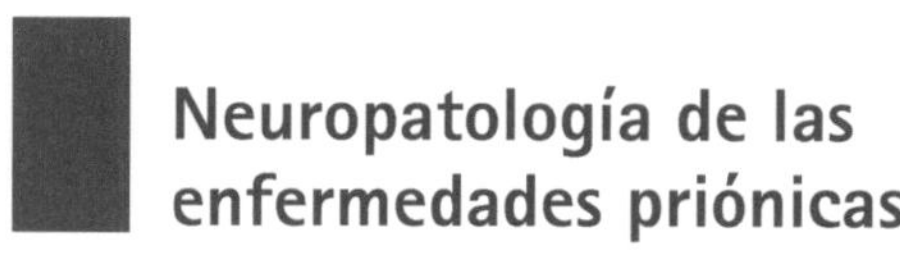

Neuropatología de las enfermedades priónicas

Introducción

Las encefalopatías espongiformes transmisibles EET (sigla en inglés TSE) también denominadas enfermedades priónicas son enfermedades degenerativas, fatales, con largo período de incubación y causadas por un agente no convencional denominado "prión" el cual causa cambios espongiformes en el cerebro de los animales y del hombre.[14,15,16] *En los animales se incluye a la Encefalopatía Espongiforme Bovina* (Sigla en inglés BSE) (Fig. 31.1, 31.2, 31.3); *al Scrapie en ovejas y cabras que es la enfermedad prototipo de las TSE* (Fig. 31.4); *a la Encefalopatía transmisible del visón (TME)* (Fig. 31.5); *a la Encefalopatía Transmisible de los felinos (FSE)* (Fig. 31.6) *y las Encefalopatías de los carnívoros en cautiverio, como el leopardo y puma* (Fig. 31.7); *a la enfermedad Crónica Emaciante (CWD) en el ciervo mula, en el alce y en el ciervo cola blanca* (Fig. 31.8), *otras encefalopatías espongiformes en ungulados exóticos en cautiverio, como el kudú* (Fig. 31.9), *arabian oryx, gemsbok, eland, etc. En el hombre debemos mencionar al Kurú* (Fig. 31.10, 31.11), *a la enfermedad de Creutzfeldt-Jakob (CJD), al síndrome de Gerstmann-Sträussler- Scheinker (GSS) y al insomnio fatal familiar (FFI).*[5,15,24]

ENFERMEDADES EET ANIMALES	
ENFERMEDAD	HUESPED
Scrapie	Ovinos y caprinos
Encefalopatía Transmisible del Visón (TME)	Visón
Enfermedad Emaciante Crónica(CWD)	Cérvidos
Enfermedad Espongiforme Felina (FSE)	Felinos
Encefalopatía de Ungulados Exóticos	Nyala-Kudu Eland-Oryx
Encefalopatía Espongiforme Bovina (BSE)	Bovinos

ENFERMEDADES EET HUMANAS	
ENFERMEDAD	HUESPED
Kurú	Humanos
Enfermedad de Creutzfeldt-Jakob (CJD)	Humanos
Síndrome de Gerstmann-Sträussler-Scheinker (GSS)	Humanos
Insomio Familiar Fatal (FFI)	Humanos
Enfermedad de Creutzfeldt-Jakob-Nueva Variante (vCJD)	Humanos

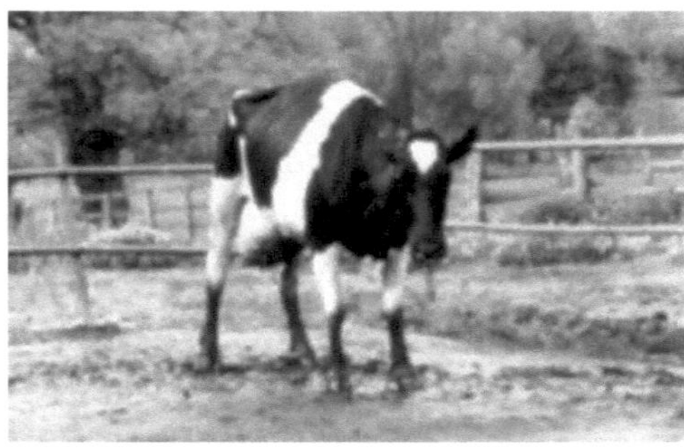

◄ **Fig. 31.1** Bovino adulto hembra afectado de Encefalopatía Bovina (BSE). Ref. 8

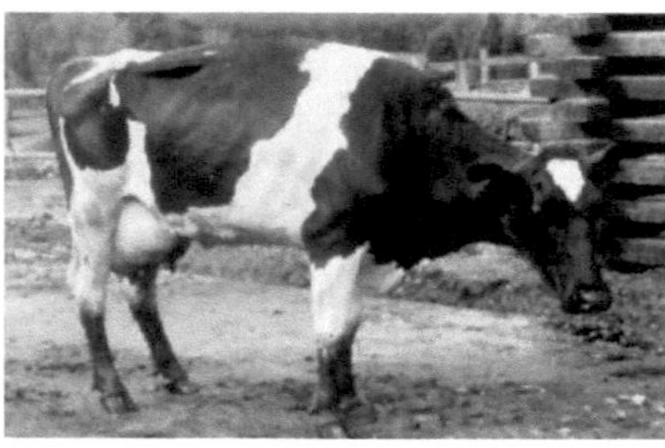

▲ **Fig. 31.3** Bovino adulto hembra afectado de BSE con la cabeza baja, posición anormal, incoordinación y ataxia. Ref. 8

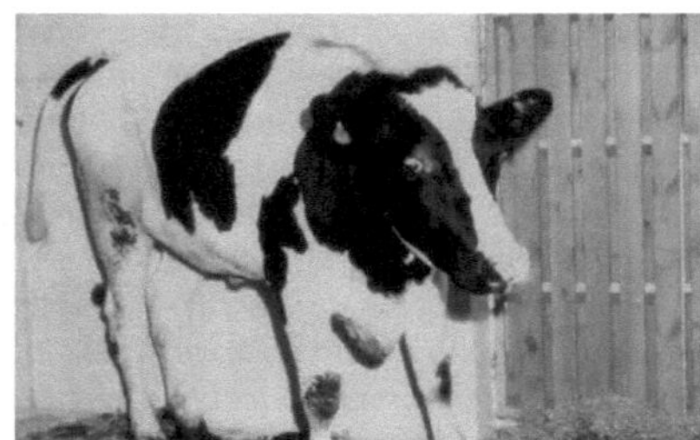

▲ **Fig. 31.2** Bovino Holando con BSE. Se presenta con la cabeza baja, el lomo arqueado, cola levantada y su postura es anormal. Además el abdomen está levantado y el animal se muestra aprensivo. Ref. 21

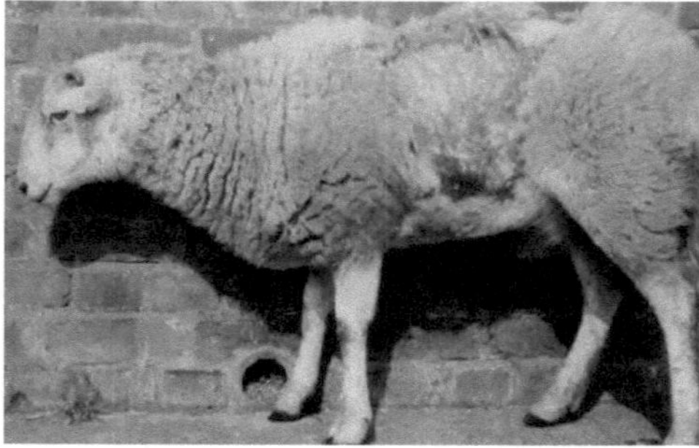

◄ **Fig. 31.4** Ovino con Scrapie, con pérdida parcial del vellón. Ref. 21

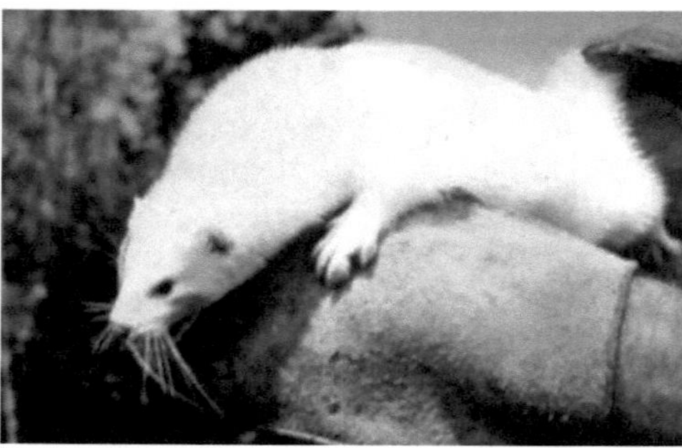

◄ **Fig. 31.5** Visón normal en su hábitat.

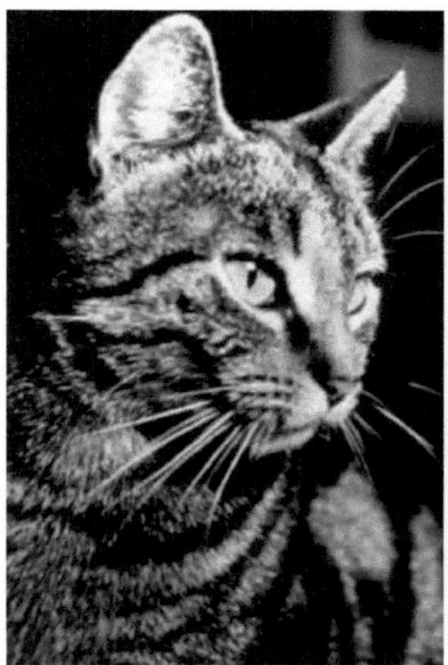

▲ **Fig. 31.6** Gato normal.

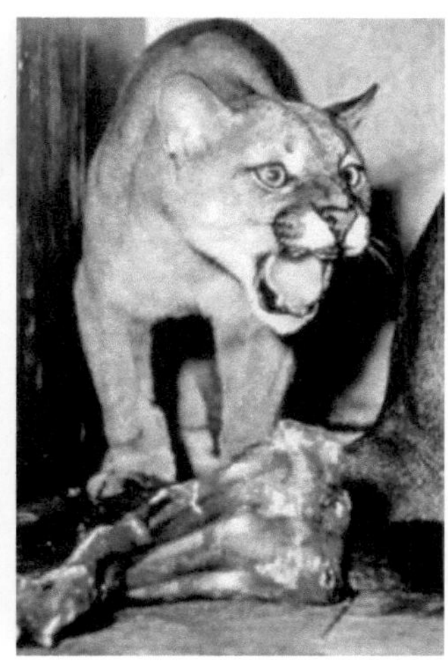

▲ **Fig. 31.7** Puma salvaje.

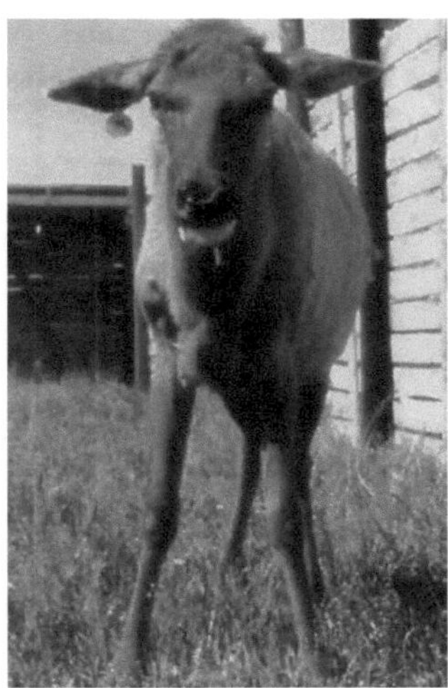

▲ **Fig. 31.8** Alce afectado con enfermedad Crónica Emaciante (CWD). Ref. 21

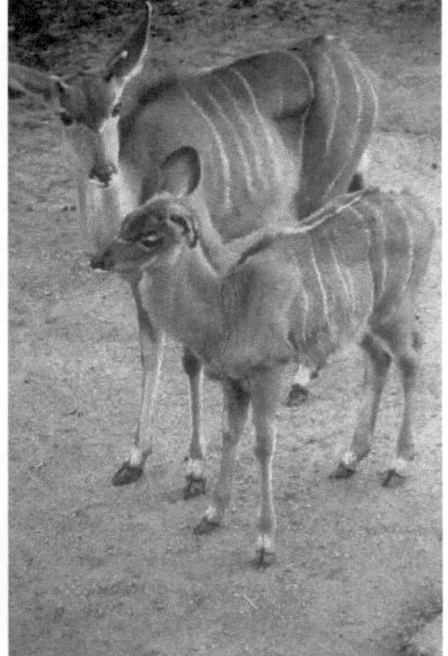

▲ **Fig. 31.9** Hembra adulta normal de Kudú con su cría. Ref. 21

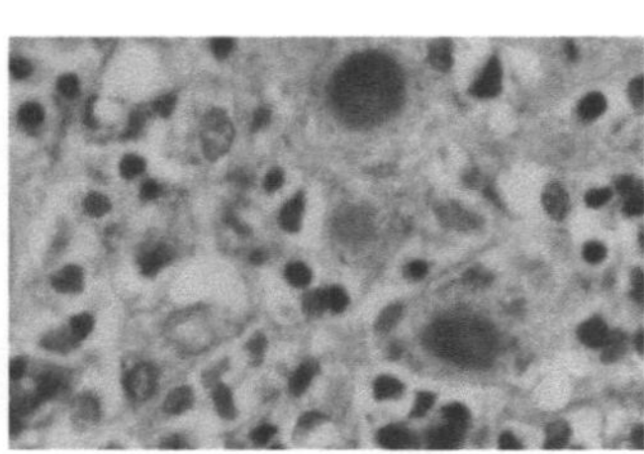

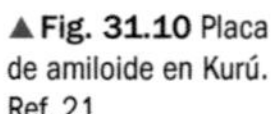
▲ **Fig. 31.10** Placa de amiloide en Kurú. Ref. 21

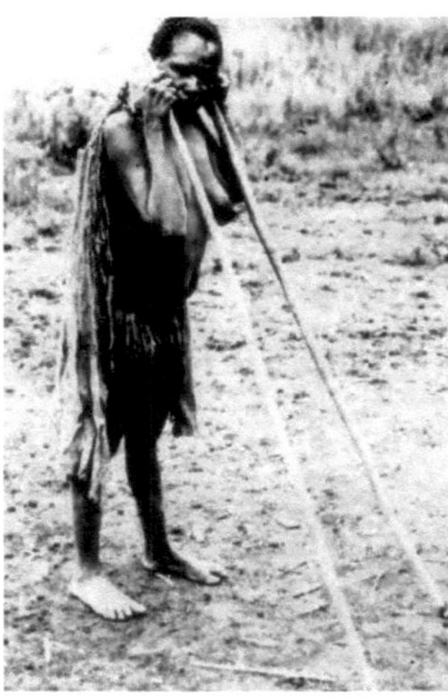
◀ **Fig. 31.11** Paciente afectado de Kurú en su primer estado de enfermedad. Ref. 21

La BSE es una enfermedad degenerativa que progresa lentamente y afecta al sistema nervioso central en los bovinos. Fue diagnosticada por primera vez en Gran Bretaña en 1986.[17]

Los estudios epidemiológicos llevados a cabo en el Reino Unido de Gran Bretaña (UK) demostraron que la epidemia de BSE fue causada por la alimentación de bovinos con harinas proteicas de rumiantes, contaminadas con un agente "Scrapie like" o "prión". Este agente no convencional no contiene ácido nucleico, lo cual lo diferencia de virus o bacterias y es muy resistente al calor, a la luz ultravioleta, a la radiación y a los desinfectantes comunes que normalmente inactivan virus o bacterias.[14] Este agente no causa respuesta inmunitaria, ni reacción inflamatoria en el huésped.[9,14,16,18] (Fig. 31.12).

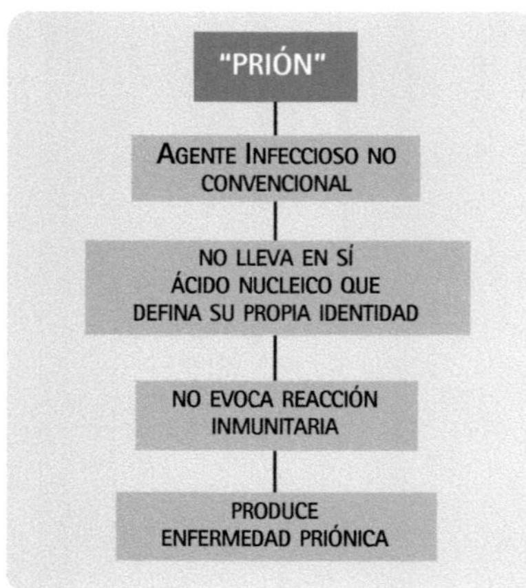

◀ **Fig. 31.12** Prión-Agente Infeccioso no convencional.

Diagnóstico

El desarrollo de una prueba de diagnóstico en el animal vivo es particularmente difícil en las TSE como consecuencia de que aún no se ha aislado, ni se conoce completamente la naturaleza del agente infeccioso no convencional y no hay respuesta inmune detectable, requisitos ambos necesarios para el desarrollo de un test diagnóstico.[2,5,11,14,16]

En BSE la historia clínica y la observación de sintomatología nerviosa compatible con esta enfermedad, debe ser confirmada con el examen histopatológico[2,5,11,17,18] u otras técnicas complementarias[11] tales como inmunobloting,[11,16] inmunohistoquímica,[2,9,11,23] detección de fibrillas SAF,[6,11,23] etc. El criterio nosológico puede completarse a través de estudios de transmisibilidad en diversas especies de animales y animales de laboratorio.[2,5,11,23]

Para el diagnóstico diferencial de BSE debe tenerse en cuenta que las enfermedades neurológicas en el bovino pueden resultar de una variedad de causas.[3,5] Aunque muchas de estas noxas podrían tener una presentación clínica similar a BSE, corresponde tener en cuenta los datos epidemiológicos, una cuidadosa consideración de la historia clínica, la edad de los animales y los exámenes neuropatólogicos, para entonces descartar esta enfermedad.[5,17,18]

Neuropatología

No se observan lesiones macroscópicas asociadas con BSE. Pueden detectarse lesiones externas de contusiones y laceraciones producidas como consecuencia de caídas, incoordinación y los trastornos motores propios de esta enfermedad.[5,17,18]

Para el estudio histopatológico, el cerebro debe ser extraído lo más rápido posible después de la muerte del animal y fijado en formol al 10% en solución salina con dos cambios semanales. Luego de dos semanas de fijación se efectúan los cortes coronales y se procede a la inclusión de los cortes en parafina y su coloración con hematoxilina y eosina, para su observación al microscopio.[2,11,17,18,23]

Las lesiones histológicas son generalmente bilaterales y simétricas en determinados núcleos de la materia o sustancia gris en la médula oblongada y tallo cerebral. (Fig. 31.13, 31.14, 31.15, 31.16, 31.17).

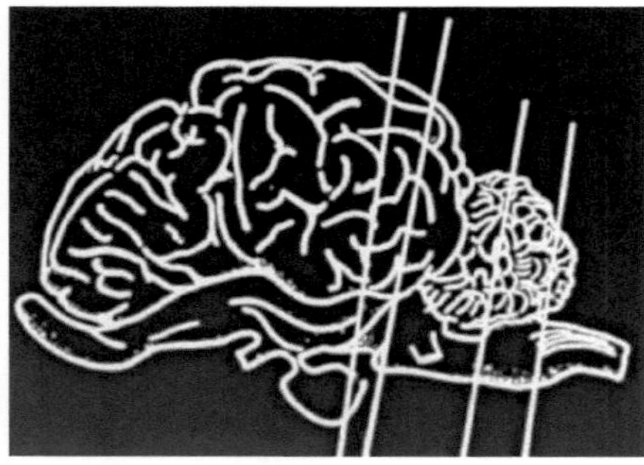

◀ **Fig. 31.13** Vista lateral del encéfalo con las líneas de corte para muestreo. Ref. 7

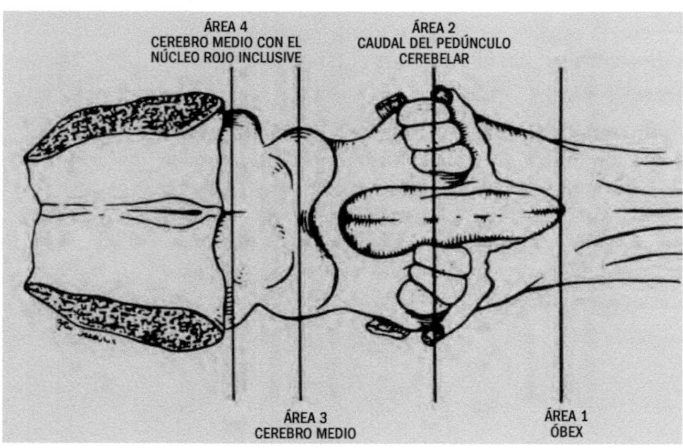

◀ **Fig. 31.14** Vista dorsal del tronco encefálico indicando las líneas de corte. Ref. 7 y 8

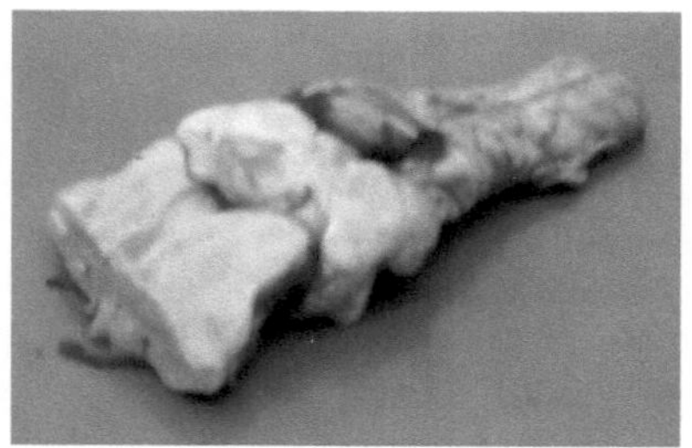

▲ **Fig. 31.15** Vista del tronco encefálico de bovino preparado para muestreo.

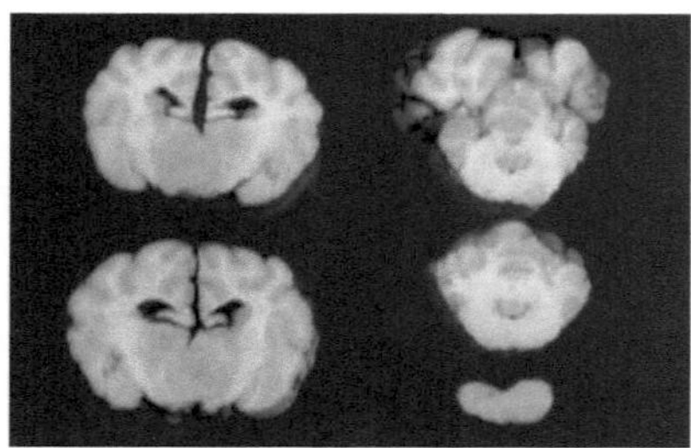

▲ **Fig. 31.16** Vista de los cortes realizados en el tronco encefálico, para ser procesados para el exámen histológico.

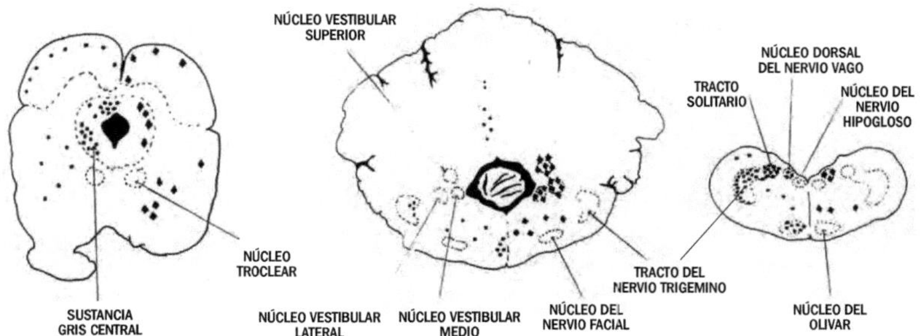

▲**Fig. 31.17** Distribución de las lesiones BSE. Ref. 7

Estos cambios consisten en vacuolización o microcavitación de la neuropila, vacuolización del perikarión de las neuronas y proliferación de los astrocitos o astrogliosis. Las lesiones de BSE se observan especialmente en el núcleo del tracto solitario y en el núcleo del tracto espinal del nervio trigémino, los cuales están ubicados en el área del óbex en la médula oblongada (Fig.31.17). Por lo tanto el óbex es el sitio más importante en el cerebro para el diagnóstico histológico de BSE. Otros sitios importantes para examinar están ubicados en secciones realizadas en caudal de los pedúnculos cerebelosos y en el mesencéfalo (Fig.31.17).[2,5,11,17,18,23]

La presencia de vacuolas ubicadas en el perikarión de las neuronas puede ocurrir como un hallazgo incidental en bovinos normales en el núcleo rojo del mesencéfalo. Este hallazgo no es significativo para el diagnóstico de BSE, de acuerdo con las observaciones realizadas por los investigadores ingleses Wells, 1987[17] y Wilesmith 1991.[22]

Para el diagnóstico de rutina como lo determinó Wells y col. generalmente se examinan cuatro secciones del tallo cerebral que incluyen parte de la médula oblongada, bulbo y el cerebro medio (Fig. 31.14, 31.17), lo cual va a permitir observar los cambios vacuolares patognomónicos que se encuentran en los núcleos grises ya mencionados.[2,11,17,18,23]

Wilesmith y Wells[22] al considerar la definición neuropatológica de BSE, indicaron que las TSE producidas por nuevos agentes no convencionales tienen en común ciertas generalidades patomorfológicas. Ellas se caracterizan por una degeneración selectiva y progresiva del sistema neuronal y distribuido simétricamente. Más específicamente la patología de la TSE incluye degeneración vacuolar de las neuronas, reacción y proliferación de los astrocitos o astrogliosis y acumulación amyloidogénica de la membrana neuronal glicoproteica alterada.[17,18]

La histopatología de BSE es cualitativamente muy similar a la del Scrapie natural, con pequeñas diferencias. La presencia de vacuolas en BSE, igual que en Scrapie tiene dos características separadas, una vacuolización microcística de la neuropila (cambios espongiformes)[21] (Fig.31.18, 31.19) y otra la presencia de una gran vacuola, o varias vacuolas en el perikarión de las neuronas (Fig. 31.20, 31.21, 31.22).[11]

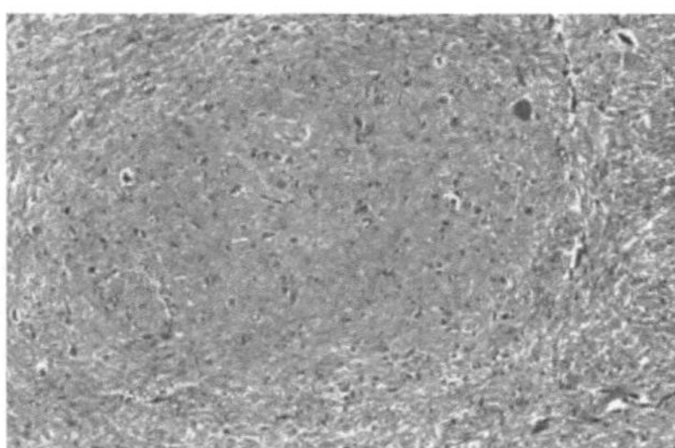

▲ **Fig. 31.18** Núcleo del tracto solitario de un bovino adulto normal. H&E. Ref. 21

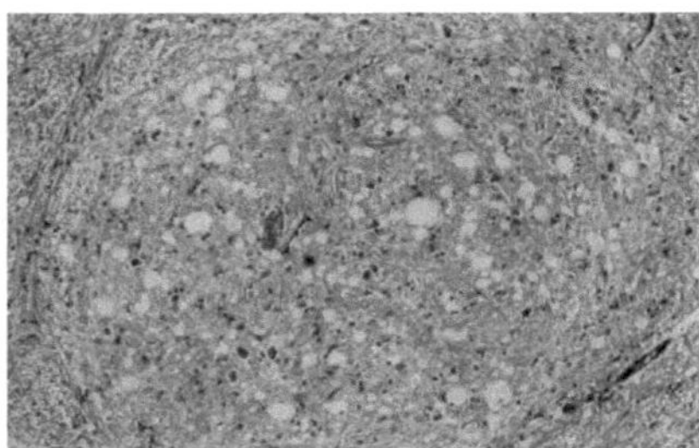

▲ **Fig. 31.19** Núcleo del tracto solitario de un bovino adulto afectado con BSE. Nótense los cambios espongiformes en la neuropila H&E. Ref. 21

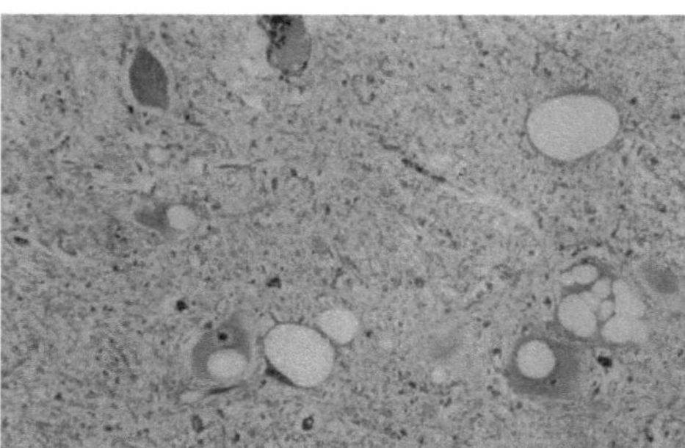

◄ **Fig. 31.20** Núcleo vestibular de un bovino con BSE. Nótese la vacuolización en el perikarión de las neuronas H&E. Ref. 21

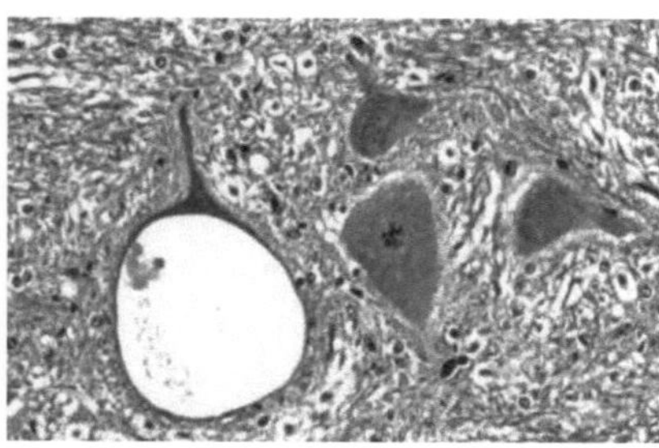

▲ **Fig. 31.21** Vacuola única ocupando el perikarión de una neurona. Ref. 7

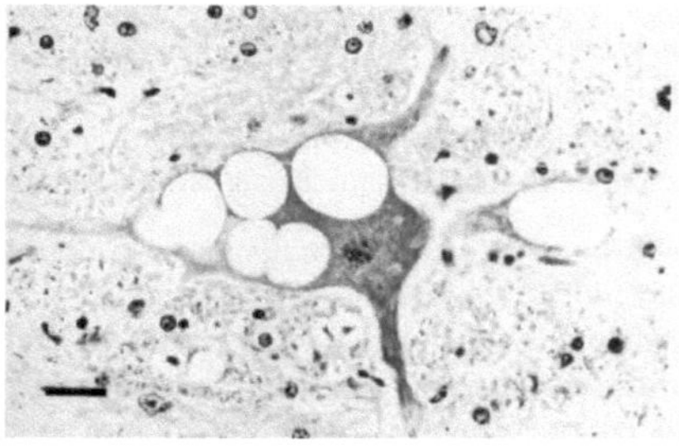

▲ **Fig. 31.22** Vacuolas varias en el perikarión de una neurona. Cortesía del Dr. G. A. H. Wells.[17]

El modelo de distribución de las vacuolas en el SNC se presenta con una notable uniformidad. En la médula oblongada los núcleos del tracto solitario y del tracto espinal del nervio trigémino de animales con BSE se encuentran afectados en el 99,6% de los casos, predominando la lesión espongiforme en la neuropila y en algunos casos con ausencia de vacuolas en el perikarión de las neuronas. Esta característica de la espongiosis en BSE contrasta con las lesiones de Scrapie en ovinos en los cuales se observan vacuolas intraneuronales.[5,11,17]

Wells and Wilesmith[20] indicaron que la especificidad para el diagnóstico de los cambios vacuolares y para definir el caso en las encefalopatías espongiformes en general, debe estar basada en la precisión morfológica de los cambios vacuolares, en su distribución topográfica y otras lesiones asociadas tales como astrogliosis y presencia de placas de amiloide, etc.[20]

El término "cambios espongiformes" ha sido ampliamente usado en neuropatología humana y comparativa para describir cambios vacuolares en la sustancia gris y blanca, atribuidos a diversas causas, entre ellas algunas infecciones virales, tóxicas y disturbios metabólicos, como así también cambios similares que pueden observarse como resultado de ciertos artefactos postmortem.[5]

Al homologar los cambios patológicos entre BSE y Scrapie se incluyen las características fibrillas asociadas a Scrapie o fibrillas SAF, (Fig. 31.23), que se observan por microscopía electrónica en muestras de cerebros frescos no preservados, tratados con detergente y con proteinasa k y que permite también analizar material que presenta cierto grado de descomposición postmorten.[23]

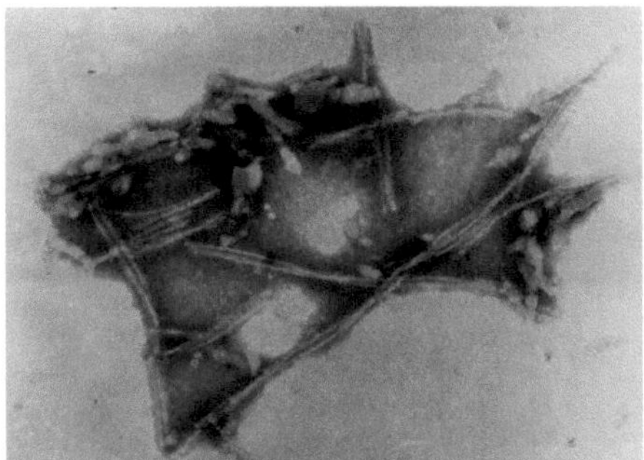

▶ **Fig. 31.23** fibrillas asociadas a Scrapie o fibrillas SAF. Ref. 6

La especificidad de la detección de fibrillas en animales afectados por BSE ha sido confirmada en un gran número de casos, pero la sensibilidad para su detección depende de la región cerebral que se examine, habiéndose observado que la más alta sensibilidad está en áreas del tallo cerebral. La detección de las fibrillas ha mostrado una buena correlación con el diagnóstico histopatológico.[2,23]

Numerosos estudios han confirmado que la presencia de la proteína prión modificada PrP^{Sc} es un marcador específico y sensitivo de este grupo de enfermedades. Técnicas de inmunobloting han revelado la presencia de esta proteína modificada PrP^{Sc} y demostrado su valor diagnóstico postmortem.[2,11,23]

La acumulación de esta proteína modificada PrP^{Sc} en el SNC es una observación neuropatológica totalmente aceptada como característica de las Encefalopatías Espongiformes Transmisibles (TSE).[15] En BSE esta acumulación ha sido demostrada por inmunobloting en tejido fresco no fijado, y como se mencionó anteriormente como fibrillas SAF al examen por microscopía electrónica (Fig. 31.23). Sin embargo para poder conocer en detalle la localización topográfica de la acumulación de PrP^{Sc} y su relación con los cambios patológicos es necesario realizar estudios inmunohistoquímicos.[8,17,18] Wells y Wilesmith realizaron estudios inmunohistoquímicos demostrando la presencia y distribución de PrP^{Sc} por inmunomarcación (Fig. 31.24). Estos estudios confirmaron la distribución perineuronal y la localización topográfica del marcador inmunológico correspondiendo en general con la distribución de los cambios vacuolares.[18,22] En lo que respecta a la patología ultraestructural de BSE los estudios realizados por G.A.H. Wells y colaboradores (1995), han confirmado los cambios característicos observados por microscopía de luz.[20] En general se asemejan a las lesiones descriptas en Scrapie experimental y en la reproducción de la enfermedad de Creutzfeldt - Jacob en roedores.[24]

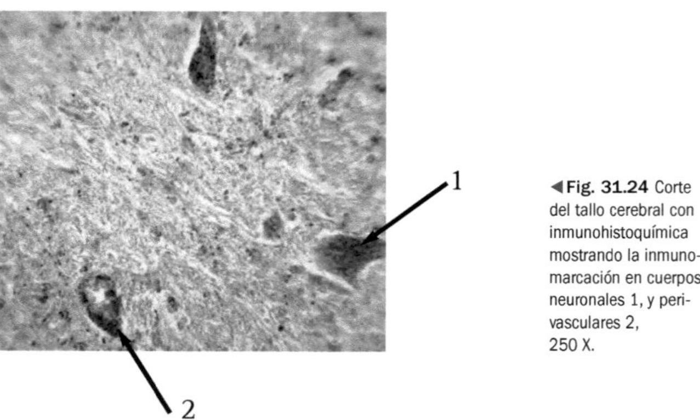

◀**Fig. 31.24** Corte del tallo cerebral con inmunohistoquímica mostrando la inmunomarcación en cuerpos neuronales 1, y perivasculares 2, 250 X.

Finalmente, sobre el reconocimiento, diagnóstico y neuropatología comparada de las encefalopatías espongiformes de otras especies animales afectadas se recomiendan entre otros trabajos las excelentes revisiones de B.E.C. Schreuder (1994)[15] y R. Bradley y D.W. Verwoerd (1999).[4] Gavier Widen D. y col.[10]

Relación con humanos

Una nueva forma de enfermedad de CJD en humanos fue observada durante 1995 y primeros meses de 1996, que fue definida como nueva variante de CJD (nvCJD) y posteriormente como variante de CJD (vCJD). Esta fue identificada por su presentación no usual y uniforme en gente joven.

La fase clínica era de larga duración y con una neuropatología consistente y patognomónica.

Diez casos de esta vCJD fueron anunciados el 20 de marzo de 1996. Debido a no contar con ninguna explicación plausible y considerando una asociación temporo espacial, dado que los casos mencionados se presentaron en el Reino Unido, se sugirió que la enfermedad podría ser el resultado de la exposición de estas personas al agente de la BSE con anterioridad a la prohibición del consumo de SBO (desechos bovinos específicos) en 1989. Posteriormente se demostró, mediante estudios de tipificación biológica y molecular, que los agentes causantes de BSE y vCJD eran indistinguibles, y que eran distintos de las cepas del agente causante de Scrapie, y de los agentes causantes de las otras formas de CJD y otras enfermedades espongiformes humanas.

Sin embargo, el análisis de datos sobre los casos de vCJD hasta el final de 1998 reveló que no hubo un aumento del riesgo de vCJD como resultado de la ocupación, factores de la dieta o intervenciones médicas. La predicción del tamaño y duración de la epidemia de vCJD es dificultosa debido a la falta de certeza de ciertos parámetros epidemiológicos esenciales, tales como la extensión del tiempo efectivo de exposición, la susceptibilidad del paciente y el período de incubación. (Ray Bradley,1999).[5]

Para julio de 2010, según informaciones de la Comisión Europea (CE) desde que se detectó en 1996, el número de personas diagnosticadas con la variante de Creutzfeldt-Jacob en todo el mundo asciende a 217, de ellas la mayoría (173) en el Reino Unido.

Perspectiva y casos atípicos de EET (TSE)

A 24 años desde su primera descripción en el Reino Unido en 1986, hay puntos que merecen ser destacados,[9] entre ellos observamos que si bien la epidemia de BSE va en disminución en los países afectados, el número de países que han presentado uno o más casos de enfermedad ha aumentado llegando a un número de 25 países. Actualmente la enfermedad se encuentra prácticamente en toda Europa continental, Japón e Israel y en el continente americano afectando a Canadá y Estados Unidos.[12]

A la fecha se contabilizan un total de 184.600 casos en el Reino Unido y 5.948 en otros países o territorios (OIE).[11,12]

La experiencia de estos años ha permitido comprender la importancia de los estudios de riesgo y de los sistemas de vigilancia con la aplicación de un sistema combinado de vigilancia pasiva y vigilancia activa.

La aplicación de la vigilancia activa en la Unión Europea, (UE) que comenzó en enero de 2001 permitió tener una mejor idea sobre la verdadera prevalencia de BSE en los diferentes países, detectar los primeros casos en países donde se declaraba la no existencia de BSE y determinar la baja incidencia de esta enfermedad en diversos países de la UE.[9] Asimismo este sistema de vigilancia conjuntamente con el mejoramiento en las técnicas de diagnóstico, sobre todo aquellas destinadas a estudios bioquímicos de la proteína priónica (PrP), permitieron la identificación de las dos nuevas formas de TSE en bovinos denominadas como casos Atípicos de BSE.[9]

Durante muchos años BSE fue considerada una enfermedad causada por un único agente que mostraba un único perfil bioquímico en los bovinos, independientemente del país de origen del caso y que se respetaba después de la transmisión experimental en modelo ratón o en transmisión natural a otras especies incluída la humana.[9]

Recientes estudios reportaron casos en bovinos que mostraron diferentes perfiles bioquímicos de PrP^{Res} y morfológicos en relación a las lesiones, en comparación con la clásica BSE. Estos casos agrupados como BSE Atípicos tienen dos tipos biomoleculares diferentes descriptos como formas H y L.[9]

Hasta septiembre de 2007 se han descripto 38 casos atípicos.[9]

La mayoría de los casos atípicos han sido encontrados en animales adultos y de edad más avanzada con excepción del caso descripto en Japón (23 meses de edad), siendo el rango comprendido entre 6,3 y 18 años con un promedio de 11,8 y 11,6 años para la formas H y L respectivamente.[9]

La prevalencia de los casos atípicos de BSE es sumamente baja en todos los países donde fue detectada.

Con respecto al origen de esta nueva forma de TSE es aún desconocido, sin embargo se manejan varias posibles hipótesis, desde un cambio del agente BSE, la existencia de otra fuente de TSE tales como Srcapie en ovejas y cabras y también el concepto de que se trate de una forma espontánea de TSE.[9]

Por último también se debe destacar la presencia de casos de Scrapie Atípicos y la posibilidad de que exista BSE en ovejas y cabras, con lo cual se incrementa la incertidumbre sobre el comportamiento de estas formas atípicas y de su trasendencia para la salud pública y animal.

Programa de vigilancia de BSE y Scrapie en Argentina

(1992-DICIEMBRE 2009)

La República Argentina ha logrado un buen posicionamiento internacional desde el punto de vista sanitario de su producción ganadera, con referencia a lo actuado para prevenir y demostrar en sus rodeos y majadas la no existencia de Encefalopatía Espongiforme Bovina (BSE) y Scrapie o "Prurito Lumbar" respectivamente.[3,5]

La importancia en salud pública y animal y los perjuicios económicos hacen necesario la implementación de un plan de prevención, control o erradicación de acuerdo a la situación sanitaria del país, que involucre entre otras actividades un actualizado análisis de riesgo, un programa de vigilancia con un monitoreo continuo de muestras cerebrales, además de la sanción y cumplimiento de diferentes normativas que permitan analizar, controlar y mitigar distintos factores de riesgo externos e internos dando estabilidad al sistema y un programa continuo de capacitación y difusión.[3,12,13]

La vigilancia epidemiológica se viene realizando desde 1992 por la SAGPyA, SENASA, INTA, y la cooperación de laboratorios de la red de SENASA, unidades de sanidad del INTA y veterinarios privados. Para esto se diseñó una red de vigilancia cuya función principal es actuar como el instrumento idóneo para recolectar y remitir al laboratorio de referencia del INTA Castelar las muestras de tejido cerebral.

La composición de esta red, público-privada, fue, desde sus principios, de características hetereogéneas y de distribución en todo el territorio Nacional, formando parte de su composición distintas instituciones oficiales (SENASA, INTA, Municipalidades, Centros antirrábicos) organismos internacionales, universidades, laboratorios de diagnóstico oficiales y privados, veterinarios privados, frigoríficos y mataderos municipales y personas relacionadas con el quehacer agropecuario.[1,3,5,13]

Un importante aporte fue el obtenido a partir de la inspección veterinaria de SENASA en sus distintas áreas, frigoríficos y campo. Toda esta actividad incluyó a más de 200 profesionales, entre veterinarios, zootecnistas y productores.

Las muestras de encéfalos se tomaron siguiendo las metodologías preestablecidas por los organismos internacionales especializados[11,12] (Código Zoosanitario OIE 2007, 2008).[3,12] Contemplando las distintas subpoblaciones de muestreos tales como animales con signología nerviosa, animales caídos y/o muertos (Fig. 31.25) y sacrificados de emergencia en frigoríficos (Fig. 31.26) y se utilizaron para: 1) Análisis histopatológico según técnica de rutina con H&E; para estudio por técnica de Inmunohistoquímica[2,3,5,23] y para 2) Estudio bioquímico con la determinación de la PrP^{Sc} por Western blot según protocolos internacionales reconocidos para tal fin.[2,11,16,23] Asimismo se realizaron estudios mediante la utilización de los llamados test rápidos (Prionics Check Western, producidos por Prionics® y Enfer (Abbott))[3,5] últimamente también se ha utilizado el Prionics Check Western SR®.

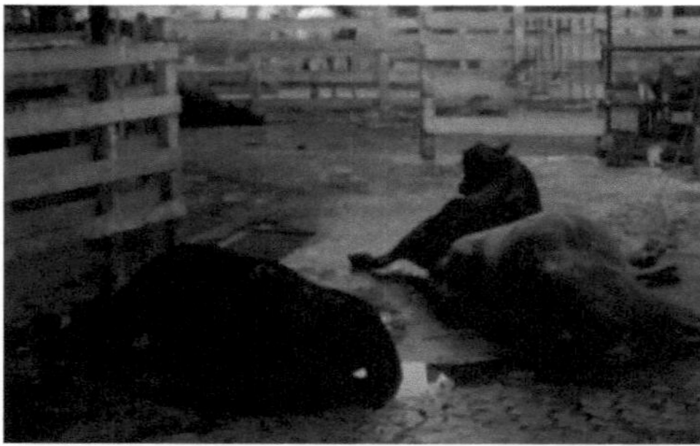

◀ **Fig. 31.25** Bovinos caídos y muertos. Son muestreados como faena de emergencia en el Programa Nacional de la Vigilancia de la BSE.

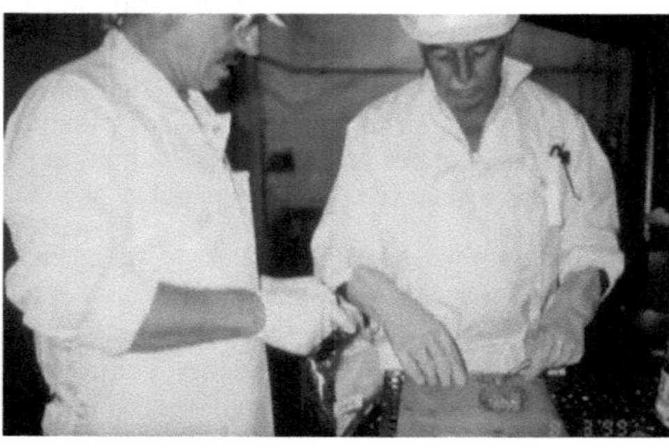

◀ **Fig. 31.26** Extracción de cerebros bovinos en frigorífico.

Para los estudios bioquímicos debemos destacar el trabajo de la Dra. Laura Weber y de sus colaboradores, que realizaron inicialmente, como parte del equipo del Laboratorio de Referencia de INTA, Castelar, una cuidadosa, precisa, calificada y responsable tarea analítica mostrando la negatividad en las muestras analizadas.[5,16]

En tal sentido se presentan la Tabla 1 y 2 con los datos de distribución de muestras según especie animal y categoría de muestras hasta diciembre de 2.009. Asimismo, en la figura 1, 2 y 3 se puede observar la distribución de las 43.391 muestras totales obtenidas en el programa de vigilancia en las diferentes provincias del territorio nacional incluyendo bovinos, ovinos, caprinos, llamas, ciervos, visones y gatos domésticos.

Tabla 1
DISTRIBUCIÓN DE MUESTRAS EN LOS DIFERENTES AÑOS

MUESTRAS AÑO	1992-2000	2001	2002	2003	2004	2005	2006	2007	2008	2009	TOTAL
RECIBIDAS	7.611	3.544	3.924	2.883	5.764	3.799	3.843	3.491	4.725	3.807	43.391[*1]
DISMINUIDOS	586	70	543	2.549	5.314	3.446[3]	3.396[3]	3.151[3]	4.496	3.610	27.161[*]
CASOS CLÍNICOS	891	195	116	155	179	241	319	232	193	179	2.700[2]

* 31 de Diciembre 2009
1) 14.186 muestras de cerebros pertenecen a otras especies (ovejas, cabras, ciervos, visones, felinos domésticos y llamas).
2) Se incluyen 194 casos de rabia.
3) Se subdivide a esta categoría en: emergencias, caídos, muertos y disminuidos.

Tabla 2
DISTRIBUCIÓN DE MUESTRAS SEGÚN ESPECIE ANIMAL

	ESPECIES ANIMALES							
CATEGORÍA	BOVINOS	OVINOS	CAPRINOS	LLAMAS	CIERVOS	VISONES	FELINOS	TOTAL
RECIBIDAS	29.205[6]	11.979[5]	1.811	37[2]	242[3]	64	53	43.391[*]
ANIMALES DISMINUIDOS	1.653	6.797	1.492	20	8		5	9.975
CASOS CLÍNICOS	2.584	42	23		3		48	2.700
EMERGENCIAS CAÍDOS[4]	11.214	1.824	2		8			13.048
MUERTOS[4]	4.030	34	33	1		40		4.138

* Hasta 31 de Diciembre 2009.
2) Se incluye 1 vicuña.
3) Se incluyen 7 muestras de antílopes, 2 ciervos Pudú y 3 Axis.
4) Se señalan a partir de Julio de 2002.
5) Se incluyen: 8 muflones (Ovis Musiman).
6) Se incluyen un yak y un bisonte.

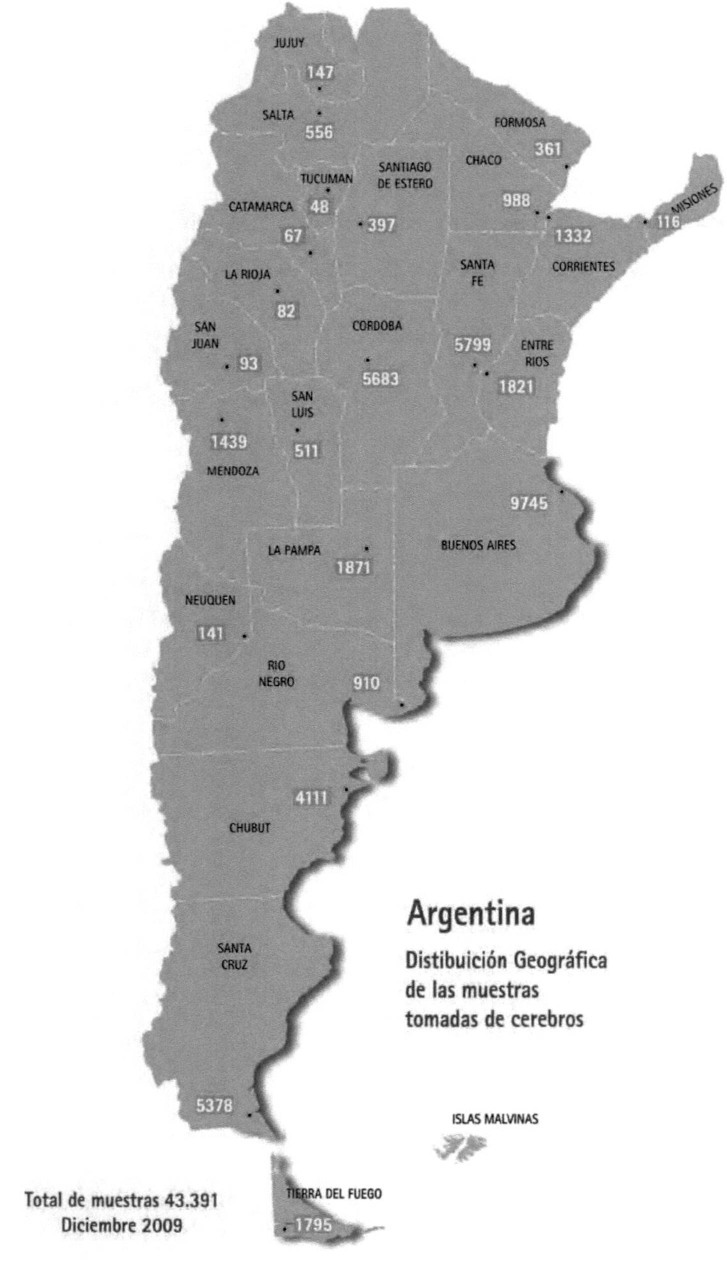
JUJUY
147
SALTA
556
FORMOSA
361
CHACO
988
SANTIAGO
DE ESTERO
397
TUCUMAN
48
CATAMARCA
67
MISIONES
116
1332
CORRIENTES
SANTA
FE
5799
LA RIOJA
82
SAN
JUAN
93
CORDOBA
5683
ENTRE
RIOS
1821
SAN
LUIS
511
1439
MENDOZA
9745
BUENOS AIRES
LA PAMPA
1871
NEUQUEN
141
RIO
NEGRO
910
4111
CHUBUT
Argentina
Distibuición Geográfica
de las muestras
tomadas de cerebros
SANTA
CRUZ
5378
ISLAS MALVINAS
TIERRA DEL FUEGO
1795
Total de muestras 43.391
Diciembre 2009

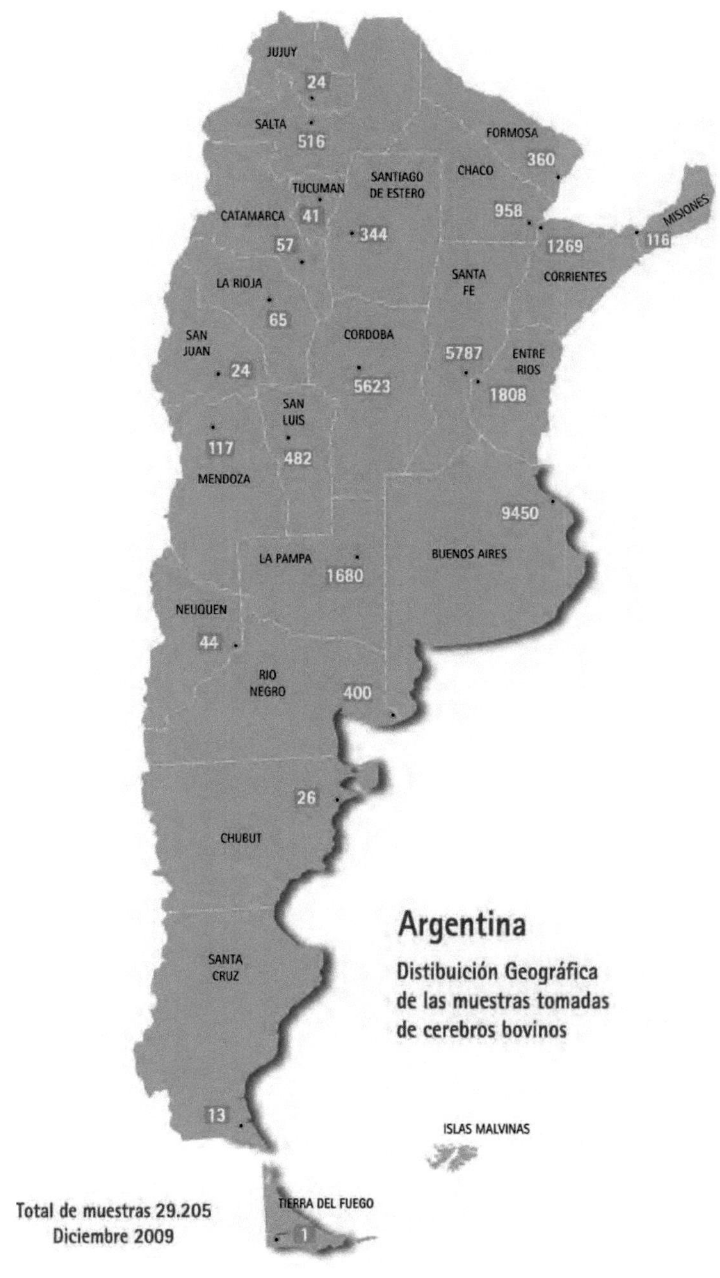
JUJUY
24
SALTA
516
FORMOSA
360
CHACO
SANTIAGO DE ESTERO
TUCUMAN
CATAMARCA
41
958
344
57
MISIONES
116
1269
LA RIOJA
SANTA FE
CORRIENTES
65
SAN JUAN
CORDOBA
5787
ENTRE RIOS
24
5623
1808
SAN LUIS
117
482
MENDOZA
9450
BUENOS AIRES
LA PAMPA
1680
NEUQUEN
44
RIO NEGRO
400
26
CHUBUT
Argentina
Distibuición Geográfica de las muestras tomadas de cerebros bovinos
SANTA CRUZ
13
ISLAS MALVINAS
TIERRA DEL FUEGO
1
Total de muestras 29.205
Diciembre 2009

Argentina

Distibuición Geográfica de las muestras de cerebros de ovinos, caprinos, ciervos, llamas, visones, animales de zoológico y felinos domésticos

JUJUY 35 21 67
SALTA 6 34
FORMOSA 1
CHACO 2 28
CATAMARCA 8 2
TUCUMAN 7
SANTIAGO DE ESTERO 52 1
MISIONES 1
CORRIENTES 62
LA RIOJA 17
SANTA FE 1 10
SAN JUAN 69
CORDOBA 53 7
ENTRE RIOS 13
SAN LUIS 1 25 3
MENDOZA 1315 7
BUENOS AIRES 16 53 44 2 64 20 97
LA PAMPA 35 116 40
NEUQUEN 4 33 60
RIO NEGRO 34 469 7
CHUBUT 4 4078 3
SANTA CRUZ 5365
TIERRA DEL FUEGO 1794
ISLAS MALVINAS

OVEJAS: 11971
CAPRINOS: 1811
CIERVOS: 234
LLAMAS: 37
VISÓN: 64
FELINOS DOMÉSTICOS: 53
A. DE ZOOLÓGICO: 16
Total: 14186

Total de muestras 14.186
Diciembre 2009

El propósito de este programa es validar el status de país libre de BSE y Scrapie, para lo cual se llevan a cabo distintas actividades tendientes a reforzar el sistema continuo de vigilancia, entrenamiento del personal en el conocimiento y detección de las TSE, capacitación en nuevas técnicas de diagnóstico, control de producción y uso de alimentos para rumiantes, etc.[1,3] Estas acciones se cumplimentan mediante la colaboración del INTA, SENASA, el IICA y la SAGPyA, veterinarios oficiales y privados, universidades, expertos nacionales e internacionales que contribuyen de diversas maneras para la vigilancia y el análisis de riesgo. Lo que permite un mejor conocimiento y actualización de las medidas de control y factores necesarios para resguardar al país de estas enfermedades.[1]

Ninguno de los casos revisados mediante estudios histopatológicos, de las diversas especies animales, presentó lesiones microscópicas compatibles con las lesiones descriptas para BSE en bovinos o Scrapie en ovinos y caprinos. Los análisis bioquímicos e inmunoquímicos para detectar la proteína prión PrP^{Sc} fueron todos negativos.[1,3,5,16]

Estas acciones y sus resultados fueron difundidos a través de publicaciones, presentaciones y comunicaciones en Congresos y Reuniones Científicas tanto a nivel nacional como internacional.[1,3,5,13,16]

Los resultados negativos en el 100% de las observaciones microscópicas y de los análisis bioquímicos para PrP^{Sc} permiten concluir que BSE y Scrapie no están presentes en la República Argentina.[1]

Bibliografía Específica

1- Argentine Scientific Advisory Committee on Bovine Spongiform Encephalopathy - I[th] Meeting - Nov. 1-3, 2006 - Bs. As., Argentina.

2- Austin, A. R., Jeffrey, M.: Clinical signs and histopathology Diagnosis of BSE. Spongiform Encephalopathy. Diagnosis Workshop III. Central Veterinary Laboratory. Weybridge RU England, Oct.,1992.

3- Blanco Viera, F. J., Weber, L., Carrillo, B. J.: *Programa de Vigilancia de Encefalopatías Espongiformes Transmisibles en Argentina* Capítulo 5 pp 51 - 56 Temas de Zoonosis II - Asociación Argentina de Zoonosis. Edición 2004.

4- Bradley, R. and Verwoerd, D. W.: Infectious Diseases of Livestock - Ed. by Jaw Coetzer and Tustin, R. C. - Vol 2, Chap. 128, 1388. 90 - *Unclassified virus like agents, TSE and Prion Diseases* - Oxford Univ. Press, 2ª Ed., 2004.

5- Carrillo, B. J., Blanco Viera, F. J., Weber, L. E., Ray Bradley Encefalopatías Espongiformes Transmisibles. Notas Técnicas Programa de Vigilancia de BSE y Scrapie - Informe de Avance - Julio 1999 - Rev. Med. Vet. 80:453-459, 1999

6- Central Veterinary Laboratory E. M. Section Virology Dept. Date: 11/2/8. Neg. Nº 7916 Sperimen x382-C1-C2. Workshop III, 1992.

7- David, G. F.: MAFF/VI an *Illustrated Guide to the Diagnosis of Bovine Spongiforme Encephalophathy* - Se Workshop III Central Veterinary Laboratory - Weybridge - England, October, 1992.

8- Davis Arthur, J., Jenny Allen, L., Miller Lyle, D. *Diagnostic Characteristics of bovine Spongiform encephalopathy.* J. Vet. Diagn. Invest 3:266-271, 1991.

9- Ducrot, Ch., Arnold, M., Koeijer, A., Heim, D., Calavas, D.: *Review on the epidemiology and dynamics of BSE epidemics.* Vet. Res. 39:15, 2008.

10- Gavier Widon, D., Stack, M. J., Baron, T., Balachandvan, A., Simmons, M.: *Diagnosis of transmissible spongiforme encephalopathies in animals: a review.* I. Vet. Diag. Invest. 17:509-527, 2005.

11- Office International Des epizooties (OIE). *Manual of Standards for Diagnostic Test and Vaccines.* Chapter 2, 4.6, 6th Edition ISBN 978-92-9044-718-4, 2008.

12- Office International Des epizooties OIE - *Bovine Spongiform Encephalopathy - Terrestrial Animal Health Code* - Chapter 11.6. 17th Edition. ISBN 978-92-9044-726-9 Vol 1 y ISBN 978-92-9044-727-6 Vol 2 www.oie.int, 2008.

13- Pinto, G. B., Blanco Viera, F. J., Carrillo, B. J., Weber, E. L. *Técnicas de genotipificación para determinar susceptibilidad a Scrapie.* BAG Revista de la Sociedad Argentina de Genética/Journal of the Argentine Society of Genetics. Volumen XVI (Supplement) S-125 GMA-8 ISSN: BAG 1666-0390, September 2004.

14- Prusiner Stanley, B. Prion *Diseases and the BSE crisis* Science 278:245-251, 1997.

15- Schreuder, B. E. C. Animal Spongiform Encephalopathies and Update - Part II Bovine Spongiform Encephalopathy (BSE) Vet. Quartery 16:182-92, 1994.

16- Weber, E. L. *Biología de los Priones: Actualización.* Revista Argentina de Microbiología 31:205-218, 1999.

17- Wells, G. A. H., Scott, A. C., Jonhson, C. T., Gunning, R. F., Hancook, R. D., Jeffrey, M., Dawson, M., Bradley, R. *A novel progressive spongiform encephalopathy in cattle.* Vet .Rec. 121:419-420, 1987.

18- Wells, G. A. H., Handcoock, R. D., Higgins, R. J., David, G. P. *Bovine spongiform encephalopathy: Diagnostic significance of vacuolar changes in selected nuclei of medulla oblongata.* Vet. Rec. 125:521-524, 1989.

19- Wells, G. A. H., Wilesmith, J. W., Mc Gill, I. S. *Bovine Spongiform Encephalopathy: a neuropathological perspective - Brain pathologic* 1:6978, 1991.

20- Wells, G. A. H., Wilesmith, J. W. - *The Neurophatology and Epidemiology Bovine Spongiform Encephalopathy - Brain Pathology* 5:91-103, 1995.

21- WHO *Manual for Strengthening Diagnosis and Surveillance of Creutzfelat - Jakob Disease* - WHO/EMC/ZZDI/98.11. Permission granted. Sep. 20, 2010.

22- Wilesmith, J. W., and Wells, G. A. H. *Bovine Spongiform Encephalopathy - Current Topics in Microbiology and immunology* 172:21-38, 1991.

23- Wood, J. L. N., Done, S. A., Bradley, R. *Diagnosis of BSE and Scrapie.* Spongiform Encephalopathy Diagnosis Workshop III. Central Veterinary Laboratory Weybridge England Oct. 1997.

24- Zeidler, M., Gibbs Clarence, J., Meslin, F. WHO manual Section 3 Animal Transmisible Spongiform Encephalopathies, p. 27, Geneva, 1998.

Abreviaturas utilizadas

AF: Anticuerpos Fluorescentes
Ag: Plata
AIHV-1: Herpes Virus Alcelaphine 1
ARN: Acido Ribonucleico
BCL: Barrera Cerebral Líquida
BCS: Barrera Cerebral Sanguínea
BoHV: Herpes Virus Bovino
BoHV-1: Herpes Virus Bovino 1
BoHV-5: Herpes Virus Bovino 5
BS: Barrera Sináptica
Bs. As.: Buenos Aires
CCN: Necrosis Cerebro Cortical
CJD: Enfermedad de Creutzfeldt- Jacob
ClNa: Cloruro de Sodio
Cu: Cobre
Cu-Mo-S: Tiomolibdato de Cobre
CWD: Enfermedad Devastadora o Crónica Emaciante
DC: Distemper Canino
E. coli: Escherichia coli
EEB: Encefalopatía Espongiforme Bovina. BSE (sigla en inglés)
EET: Encefalopatías Espongiformes Transmisibles. TSE (sigla en Inglés)
EE.UU: Estados Unidos de América
EMNS: Encéfalo Mielitis No Supurativa
ENS: Encefalitis No Supurativa
FCE: Fluído Cerebro Espinal
FCM: Fiebre Catarral Maligna
FFI: Insomnio Fatal Familiar
Fig.: Figura
FSE: Encefalopatía Transmisible de los Felinos
g: gramos
GABA: Ácido Gama Amino Butírico
G.B.: Gran Bretaña
G.P.: Globus Pallidus
GSS: Síndrome de Gerstmann-Straussler-Scheinker
H&E: Hematoxilina y Eosina
IBR: Rinotraqueitis Infecciosa Bovina
IICA: Instituto Interamericano de Cooperación para la Agricultura
INTA: Instituto Nacional de Tecnología Agropecuaria
IPB: Balano Postitis Pustular Infecciosa
IPV: Vulvo Vaginitis Pustular Infecciosa
K: Potasio

Kg: Kilogramos
Kg p.v.: Kilogramo por peso vivo
LCR: Líquido Cefalorraquídeo
MENS: Meningo Encefalitis No Supurativa
METE: Meningo Encefalitis Trombo Embólica
mg: miligramos
mm: milímetros
MN: Mononucleares
Mo: Molibdeno
Na: Sodio
nm: Nanómetros
OIE: Organización Mundial de la Salud Animal
OvHV-2: Herpes Virus Ovino 2
P: Fósforo
PAS: Ácido Periódico Schiff
Pb: Plomo
PCR: Reacción en cadena de la Polimerasa
PEM: Polioencefalomalacia
PMN: Polimorfonucleares
PPC: Peste Porcina Clásica
ppm: Partes por millón
PrP: Proteína Priónica
PrP^{Sc}: Proteína Priónica de Scrapie
PrP^{Res}: Proteína Priónica Resistente
Ref.: Referencia
S: Sulfato o Azufre
SAF: Fibrillas Asociadas al Scrapie
SAGPyA: Secretaría de Agricultura, Ganadería, Pesca y Alimentación.
SBO: Desechos Bovinos Específicos
SENASA: Servicio Nacional de Sanidad Animal y Calidad Agroalimentaria
S.N.: Sustancia Nigra
SN: Sistema Nervioso
SNC: Sistema Nervioso Central
SRE: Sistema Retículo Endotelial
TEME: Trombo Embolic Meningo Encephalitis
TME: Transmissible Mink Encephalopathy
UE: Unión Europea
UK: Reino Unido
µm.: micrón
USA: Estados Unidos de América
vCJD: Variante de la Enfermedad de Creutzfeldt - Jacob
VR: Virchow-Robin
WHO: Organización Mundial de la Salud

Bernardo Jorge Carrillo

Nació en San Salvador de Jujuy el 18 de Noviembre de 1931. Graduado de Médico Veterinario y Doctor en Medicina Veterinaria en la Universidad de Buenos Aires (UBA). Desarrolló sus actividades profesionales principalmente como Investigador y Directivo en el Instituto Nacional de Tecnología Agropecuaria (INTA), en Salud Animal.

Cursó estudios de Posgrado en el exterior, habiendo obtenido el Master of Science en la Universidad de Cornell, N. Y., EEUU y el Doctorado-Ph. D en la Universidad de California, Davis, EEUU.

Se especializó en Patología Comparada con amplia trayectoria en el campo de Patología de rumiantes y durante una residencia y como profesor visitante en el Instituto de Neuropatología de la Universidad de Munich, Alemania, orientó sus actividades al estudio de las enfermedades del Sistema Nervioso de los animales.

Trabajó durante 18 años en la estación experimental del INTA, Balcarce, donde desarrolló investigaciones de su especialidad y también ejerció la docencia universitaria en la Facultad de Ciencias Agrarias de la Universidad de Mar del Plata. En el campo de la investigación e investigación diagnóstica hizo aportes concretos para el mejoramiento de la Sanidad y Producción Animal y sus hallazgos han sido aplicados en el país y en el exterior, especialmente en lo relacionado con deficiencias minerales en el ganado (cobre), enfermedades de la nutrición (hipomagnesemia), Calcinosis Enzootica Bovina (E. Seco), y su relación con la Vit. D, Polioencefalomalacia en bovinos, Nigropalidaencefalomalacia en equinos, Herpes Virus Encefalitis y otras enfermedades de origen infeccioso, nutricional y tóxico.

Además ocupó cargos Directivos. Fue Co-Director de los Programas Internacionales cooperativos entre el INTA y FAO y Director Organizador del Proyecto de Sanidad Animal, INTA-PNUD, para el NOA. Fue Jefe de Departamento de Producción Animal de INTA, Balcarce y Coordinador del Programa de Bovinos para Carne de la Región Pampeana.

En el año 1976 fue contratado por la Universidad Federal Rural de Río de Janeiro, Brasil, donde fue Profesor Titular de Patología para los cursos de Pos graduación en Medicina Veterinaria y miembro colegiado para la administración de Cursos de Educación Superior.

Posteriormente se radicó en Buenos Aires, donde fue designado por INTA para dirigir el Departamento de Patología Animal, en el Centro de Investigación en Ciencias Veterinarias del INTA en Castelar. Allí continuó sus trabajos de investigación y también colaborando con la docencia en cursos de entrenamiento de profesionales, en especial de Enfermedades Exóticas a nivel Regional y de Posgrado en la Facultad de Ciencias Veterinarias de la UBA y en el curso de Patología para la Maestría de Ciencias Veterinarias de la FCV-UBA, en el área de Neuropatología .

Fue también coordinador del Programa Nacional de Desarrollo de Unidades Regionales de Investigación en Sanidad Animal (URISAS), que desarrolló INTA en diversas regiones de país para organizar y afianzar los grupos de investigación veterinaria de la institución. Desde el año 1982 hasta el año 1996 fue Director del Centro de Investigaciones en Ciencias Veterinarias (CICV) de INTA, Castelar, abarcando tres periodos de conducción, designado por concurso, lo que permitió darle prestigio nacional e internacional a dicho centro y además contribuir con la formación de equipos de investigación en las diversas especialidades de la profesión veterinaria y profesiones afines.

Fue Consultor de PNUD, de la FAO y del IICA en Salud Animal, también fue miembro del Comité Científico-Técnico de INPPAZ-OPS y miembro del Consejo Asesor de Revue - Revista Científica de la OIE. Fue vocal titular de la Comisión Directiva de la Sociedad de Medicina Veterinaria y Director de la Revista de Medicina Veterinaria Argentina.

Ha sido fundador y primer Presidente de la Asociación Argentina de Veterinarios de Laboratorio de Diagnóstico -AAVLD- y fue Presidente de la Asociación Mundial de Veterinarios de Lab. Diagnóstico -WAVLD- y actualmente es miembro del Directorio de dicha Asociación.

Desde 1990 ha formado parte del Comité Científico Asesor de la Argentina para las Encefalopatías Espongiforme Transmisibles (EET) y es Investigador Asociado del Laboratorio de Referencia Regional de la OIE en INTA, Castelar, responsable del Programa de Vigilancia de las EET para la República Argentina.

Ha publicado dos tesis de Doctorado y más de 140 trabajos de su especialidad en revistas del país y del exterior. Fue galardonado con destacados premios, entre ellos, Medalla de Oro del Acad. Nac. De Agro. y Vet. (1996). Diez Jóvenes Sobresalientes (DJS) (1996). Premio Bunge y Born de Veterinaria (1979). Premio Vilfrid-Baron (ANAV-1987) y más...

En el año 1992 fue designado Académico de Número de la Academia Nacional de Agronomía y Veterinaria de Argentina y en 1996 Académico Correspondiente de la Academia Nacional de Veterinaria de la República Oriental de Uruguay. Fue miembro de la comisión Directiva de la ANAV y Presidente de la Comisión de Premios y actualmente se desempeña como Presidente del Consejo del Centro de Investigación en Ciencias Veterinarias y Agronómicas (CICVyA) de INTA, Castelar.

Francisco Javier Blanco Viera

Nació en Buenos Aires, el 10 de octubre de 1950. Es egresado de la Facultad de Ciencias Veterinarias de la Universidad de Buenos Aires (UBA) en 1975, desempeñando sus actividades en el medio privado en clínica de animales grandes hasta su incorporación al INTA en 1983 en donde se desempeña actualmente.

Realizó sus estudios de posgrado en la Universidad Autónoma de México, obteniendo el título de Master en Ciencias Veterinarias orientación patología en 1991.

Se especializó en Patología con enfoque orientado a patología de rumiantes y cerdos.

Sus actividades en el INTA se orientaron desde un principio a la especialidad de Diagnóstico Patológico e investigación en patología, ocupando distintos cargos relacionados a estos temas, participando en las actividades de diagnóstico especializado durante los primeros años, luego fue responsable del grupo de diagnóstico en el Centro de Investigación en Ciencias Veterinarias y Agronómicas (CICVyA) INTA y posteriormente desde 1993 a julio de 2010 coordinador de área del Instituto de Patobiología. Durante todo este tiempo realizó diferentes actividades en el área de diagnóstico de enfermedades que afectan a las especies animales productoras de alimento, permitiendo el reconocimiento y caracterización de diferentes noxas, muchas de las cuales posteriormente fueron motivo de estudios de investigación. Asimismo desarrolló una intensa actividad de extensión y capacitación a diferentes niveles relacionados con el quehacer agropecuario, así como cursos de entrenamiento para profesionales en temas relacionados con diagnóstico morfológico macro y microscópico.

Responsable y coordinador de proyectos institucionales y extrainstitucionales.

Desde 1992 está desarrollando actividades en el Programa de Vigilancia preventiva de las Encefalopatías Espongiformes Transmisibles, en las actividades de diagnóstico microscópico a cargo como responsable del Proyecto y desde 2009 como Director experto para la OIE para el Laboratorio de Referencia de la OIE en EEB y Scrapie.

Fue vocal y hoy prosecretario de la comisión directiva de la Sociedad de Medicina Veterinaria, formó parte de la comisión de la Revista de Medicina Veterinaria.

Ha sido socio fundador y presidente de la Asociación Argentina de Veterinarios de Laboratorios de Diagnóstico (AAVLD). Forma parte del Comité Científico Asesor de Argentina para las Encefalopatías Espongiformes Transmisibles.

Es docente, profesor titular de Patología en la Carrera de Veterinaria de la Universidad del Salvador desde 1993 en adelante, y coordinador del curso de posgrado de Patología para la Maestría en Salud Animal dictada por la Facultad de Ciencias Veterinaria de la UBA. 2005 a 2009.

Es Autor de más de 90 artículos de su especialidad entre publicaciones en revistas nacionales e internacionales y presentaciones a congresos nacionales e internacionales.

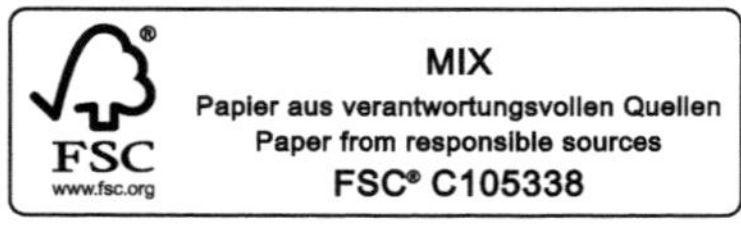

Printed by Books on Demand GmbH, Norderstedt / Germany